がんの治療を阻む生体のしくみ

堀　勝義

東北大学出版会

In vivo mechanisms obstructing cancer therapies

Katsuyoshi HORI

Tohoku University Press, Sendai
ISBN978-4-86163-318-8

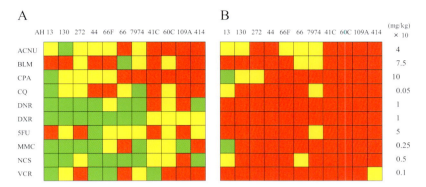

図 1-1 腹水肝癌スペクトラム―薬剤感受性には個性がある

ACNU, ニムスチン；BLM, ブレオマイシン；CPA, シクロフォスファミド；CQ, カルボコン；DNR, ダウノルビシン；DXR, ドキソルビシン；5FU, 5-フルオロウラシル；MMC, マイトマイシン C；NCS, ネオカルジノスタチン；VCR, ビンクリスチン

A. がん細胞は腹水中で増殖しており，薬は腹水中に投与（ip-ip システム）．
B. がん細胞は腹水中で増殖しており，薬は尾静脈から投与（ip-iv システム）．
右の数値は投与量．■，効力あり；■，やや効力あり；■，効力なし
A と B のがん細胞と薬の組合せは同じであるが，投与システムで効果が大きく変わるところが注目点．

市村宏子，癌と化学療法（1975）より［著者の許可を得て改編］

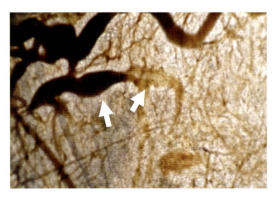

図 3-10 巨大化毛細血管

腫瘍は佐藤肺癌．矢印で示す血管が巨大化した毛細血管．
2 つの矢印の血管は異なっているように見えるが，血球の分布にかたよりがあるだけで，血管としては同等である．このような血管を長時間観察すると，血液分布が反転することもある．

堀 勝義，未発表データ

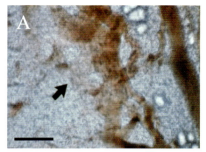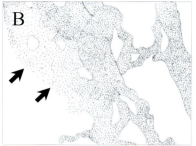

図 3-11　境界が不鮮明な腫瘍血管

A. 腫瘍は佐藤肺癌．スケール，100 μm．B. A のトレース．ドットは流れを確認した領域．
がん組織の上に写真に写らない帯のような流れが広がっていることが観察された．そこには血管壁
は確認されず（矢印の部分），開放系になっている可能性も否定できない．

堀 勝義 & 鈴木磨郎，Mebio（1992）から改編

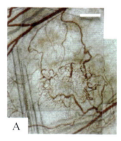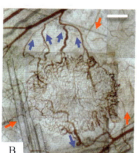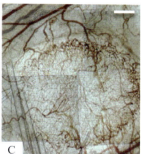

図 3-17　腫瘍血管ネットワークの拡大

腫瘍は佐藤肺癌；スケールは 500 μm．
A. 移植 6 日後．径が約 1 mm の腫瘍にも血管ネットワークが存在するところが注目点．
B. 移植 7 日後．赤矢印は栄養血管、青矢印はドレイン．矢先が血流の方向．
C. 移植 8 日後．
腫瘍サイズに伴って、腫瘍血管は著しく数を増す．

堀 勝義 & 鈴木磨郎，Mebio（1992）を改編

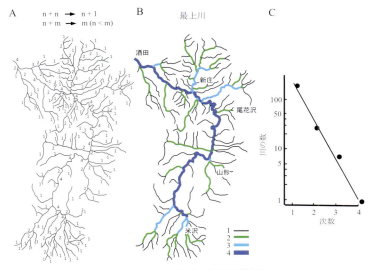

図 3-18 ホートンの方法による次数分類
説明本文.

堀 勝義. 作図

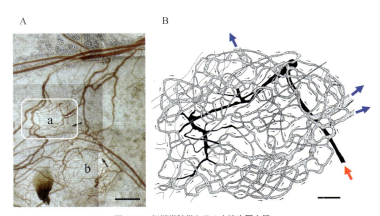

図 3-20 初期増殖巣とその血流支配血管
A. 腫瘍は佐藤肺癌. 二つの微小腫瘍 (a と b) があり, 血液はそれぞれ一本の血流支配血管 (矢印) で供給されている. スケールは 500 μm.
B. A の微小腫瘍 a (四角枠内) のモンタージュ写真 (総合倍率 400 倍で撮影) から全毛細血管をトレースしたもの. 赤矢印が血流支配血管, 青矢印がドレイン. スケールは 100 μm.
全ての腫瘍毛細血管の血流が一本の血管に支配されていることと, 最大径が 900 μm の微小腫瘍にも血管ネットワークが存在することが注目点.

Hori K. GTMB (2005) より

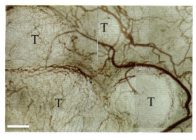

T は腫瘍循環単位．ここでは4つの循環単位が合体している．スケールは 500 μm．

Hori K et al. JJCR (1991) より

図 3-23　腫瘍は微小循環単位で構成されている

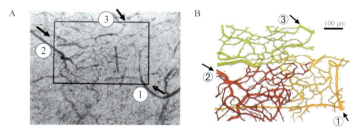

図 3-24　微小循環単位の一体化

A. 3つの循環単位の境界領域．境界を識別することができなくなるほど一体化が進んでいる．
B. Aの四角枠の血管ネットワークのトレース．
血流を上流にたどっていくとこの枠内のネットワークは3つの循環単位で構成されていることがわかる．

Hori K et al. JJCR (1991) より

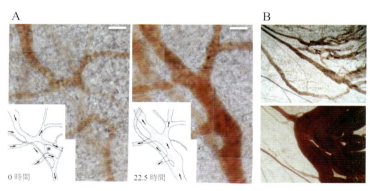

図 3-25　血管のリモデリング

A. 最初二本の別々の血管の間にブリッジ（*）ができ、22.5 時間後に一本の血管となった例．
スケールは 100 μm．血流の方向が逆転したことに注目．
B. 腫瘍周辺の数本の血管が一体化した例．

堀 勝義 & 鈴木磨郎, Mebio (1992) より改編

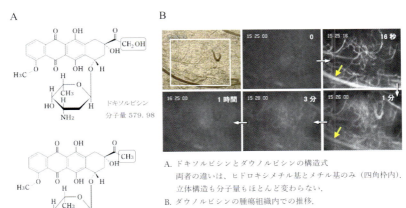

図 5-3　ダウノルビシンの組織内濃度

A. ドキソルビシンとダウノルビシンの構造式
　両者の違いは、ヒドロキシメチル基とメチル基のみ（四角枠内）．
　立体構造も分子量もほとんど変わらない．
B. ダウノルビシンの腫瘍組織内での推移．
　白四角内が蛍光観測の領域．
　血中濃度の低下が非常に速いことに注目（黄矢印）．

堀 勝義，未発表データ

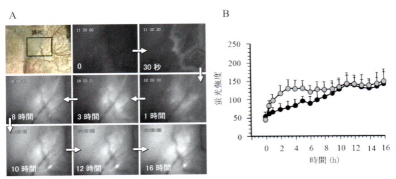

図 5-10　高分子ミセルの血管からの漏れと蓄積

A. 腫瘍は LY80、蛍光物質は FITC ミセル．上段左の透過光による写真の黒枠が蛍光解析の範囲．枠内には壊死に移行しつつある組織と血管が含まれている．
　FITC ミセルを静脈内投与すると、壊死近傍にある IV 期の血管から漏れ、血管周辺部と壊死領域に蓄積．
B. A の記録媒体を画像解析し、FITC 高分子ミセルの蛍光強度の推移を定量化したもの．●，IV期の血管の周辺部；●，壊死部．
　壊死の部分はミセルの移行速度は遅いが、やがて濃度は同じになり、蓄積されるところが注目点．

Hori K et al. J Pharm Sci（2010a）より

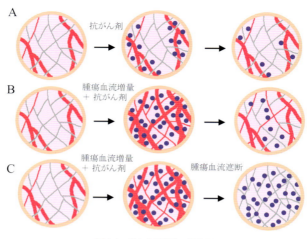

図 6-1 がん化学療法の概念図

A. 通常の化学療法
B. 昇圧化学療法
C. 水攻め化学療法
●, 抗がん剤；赤い線, 血流のある腫瘍血管；灰色の線, 血流が停止している腫瘍血管. 説明本文.

堀 勝義. 作図

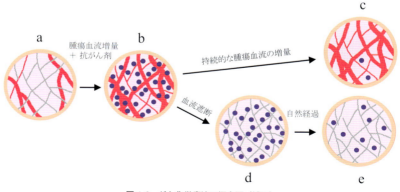

図 6-3 がん化学療法の概念図（補足）

a→b→c が昇圧化学療法の経路；a→b→d→e が水攻め化学療法の経路；●, 抗がん剤；赤い線, 血流のある腫瘍血管；灰色の線, 血流が停止している腫瘍血管. 説明本文.

堀 勝義. 作図

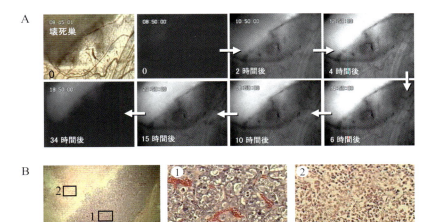

図 6-4 高分子は壊死巣に長く留まる

腫瘍は LY80,蛍光物質は FITC アルブミンを使用.
A. 上段左の透過光による写真の左上部が壊死巣.落射蛍光の写真は FITC アルブミンを投与した後の経過観察.高分子のアルブミンは壊死巣に集積し,留まっている.
B. A の領域を水平に切った組織像.左の写真の四角 1 と 2 はそれぞれ組織像①と②に対応する.①はバイアブルであるが②は壊死に陥っている.スケールバーは 50 μm.
アルブミンの最も高い集積部位は壊死巣であることがわかる.

Hori K et al. J Pharm Sci (2010b) より

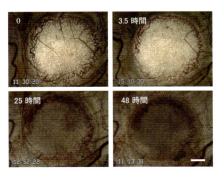

図 7-7 微小増殖巣に対する効果

腫瘍は SLC. スケールは 500 μm.
コンブレタスタチン投与 3.5 時間後に,腫瘍辺縁部の血管内にトラップされた赤血球が溶血.25 時間,48 時間後(下段)も血流は回復せず腫瘍の増殖は完全に停止している.

Hori K et al. Br J Cancer (2002) より

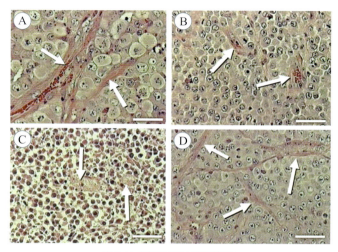

図 7-16 薬剤投与後の腫瘍組織像

がん細胞は SLC. いずれも薬剤投与 48 時間後の組織.
A, ドキソルビシン；B, マイトマイシン C；C, コンブレタスタチン；D, 生理食塩水（0.9% NaCl）. 矢印, 腫瘍血管；スケール, 50 μm.
ドキソルビシンではがん細胞は膨化, 異常分裂が多数観察される. がん細胞はこの後崩壊する. 腫瘍血管は壊れない. マイトマイシン C では, コントロールの生理食塩水と比べて, がん細胞も腫瘍血管も大きな変化はない. 一方、コンブレタスタチンでは, がん細胞も腫瘍血管も完全に崩壊している.

Hori K et al. Eur J Cancer（2003）より

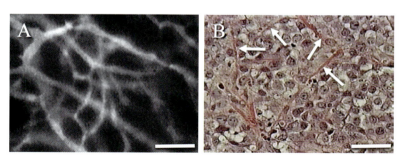

図 7-22 コンブレタスタチンによる腫瘍血管内腔の消失

A. 腫瘍血管の造影. FITC デキストラン（分子量 4400）を静脈内投与した直後の透明窓内の腫瘍血管. スケールは 250 μm.
B. コンブレタスタチン投与後 120 分後に同じ部位から採った組織像. ミクロトームで透明窓内の腫瘍をガラス面に平行に切って染色した組織像. スケールは 50 μm.
腫瘍血管（矢印）は糸のように細くなっている. 内腔が消失していることは連続切片で確認している.

Hori K et al. Br J Cancer（2003）より

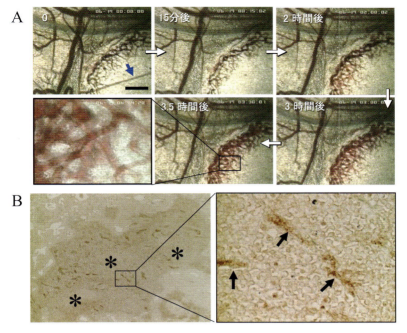

図 7-24　腫瘍血流遮断後の辺縁部の腫瘍血管の変化

A. コンブレタスタチン投与後 15 分後に腫瘍血流支配血管（青矢印）の血流が停止．2 時間後にはトラップされた赤血球の溶血開始．3 時間から 3 時間半後に溶血終了．スケールは 500 μm．
3.5 時間後の黒枠の拡大が下段左．

Hori K. Br J Cancer (2003) より

B. コンブレタスタチンで腫瘍血流遮断後に腫瘍辺縁部 (*) の血管に特異的に観察されるフィブリン血栓．右は強拡大．矢印が免疫染色で染めたフィブリン血栓

（提供　川口隆憲 博士，未発表データ）

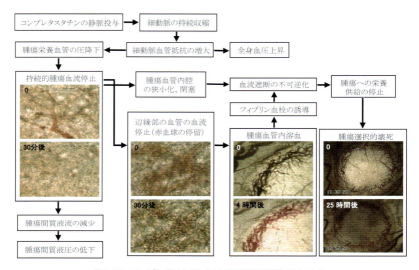

図 7-25　コンブレタスタチンによる腫瘍壊死誘導のプロセス

説明本文.

Hori, Cancer Metastasis Rev (2012) より

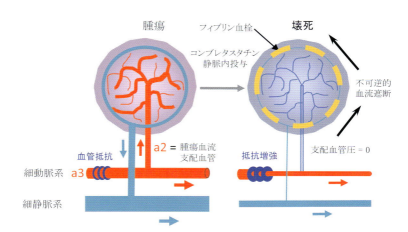

図 7-26　腫瘍血流遮断の微小循環メカニズム

説明本文.

Hori K. Cancer Metastasis Rev (2012) を改編

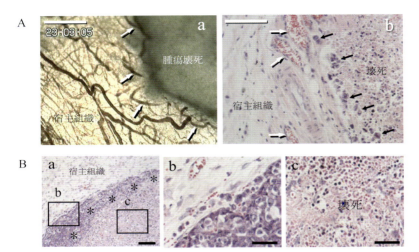

図 8-2　腫瘍血流遮断後の再発

腫瘍は LY80.
A. 10 mg/kg のコンブレタスタチン静脈内投与 55 時間後の生体観察像
 a, 選択的な腫瘍壊死が生じているが、腫瘍—宿主インターフェイスの血管（白矢印）は機能している．スケールは 50 μm．
 b, a を水平に切った組織像．腫瘍は壊死になっているが，辺縁部にがん細胞（黒矢印）が残存．白矢印は腫瘍-宿主インターフェイスの血管．スケールは 100 μm．
B. 96 時間後
 a, 辺縁部に残ったがん細胞が再増殖してバイアブルリム（*）を形成している．スケールは 100 μm．
 b と c は，a の黒枠 b と c の拡大像．スケールは 50 μm．

Hori K et al. Cancer Sci (2014) より

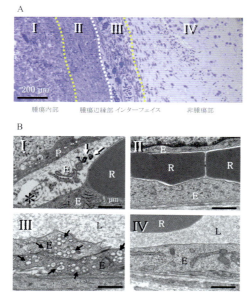

腫瘍は LY80.
A. 光学顕微鏡像.
　白い点線は腫瘍と宿主の境界．この観察では、その境界線から 200 μm 以上離れた腫瘍組織を腫瘍内部（I）、200 μm 以内を腫瘍辺縁部（II）、腫瘍外の 200 μm 以内を腫瘍 - 宿主インターフェイス（III）、200 μm 以上離れた組織を非腫瘍部（IV）とした．
B. 電子顕微鏡像
　I，II，III，IV は光学顕微鏡像に対応．P, 壁細胞；E, 内皮細胞；R, 赤血球；L, 血管内腔；白矢印, デブリ；矢印, VVO（vesiculo-vacuolar organelle）．スケールは 1 μm.
　コンブレタスタチン処置で腫瘍の血管内腔は消失するが、インターフェイスの血管と非腫瘍部の血管の内腔は消失しないところが注目点．

Hori et al Cancer Sci（2014）より

図 8-6　コンブレタスタチン処置後の微小血管の微細構造

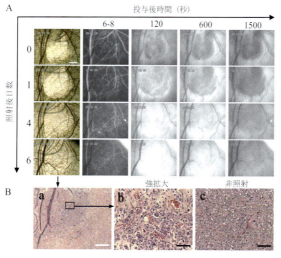

腫瘍は LY80. 蛍光物質は FITC デキストラン（分子量 4,000）
A. 照射前は、腫瘍よりもインターフェイスの方が物質の移行性は高い．しかし、照射後 4 日以後になると、腫瘍内での移行性はインターフェイスと差がなくなってくる．
B. 照射後 6 日目の透明窓内の腫瘍組織の組織像（a）. a の四角内の拡大像が b. c は非照射コントロール．
　照射で組織の変性が著しく進行している．スケールは a が 500 μm, b と c が 50 μm.

Hori K et al. Cancer Sci（2008）より

図 9-3　照射後に物質の組織移行性は亢進する

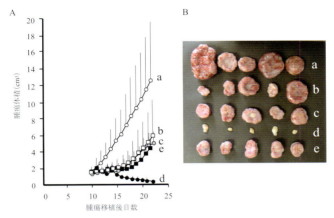

図 9-8　照射後腫瘍血流遮断の治療効果（3）

A. 腫瘍の増殖曲線（LY80）．○（a），コントロール（n = 5）；□（b），10 mg/kg コンブレタスタチン単独投与（n = 5）；◐（c），5Gy 照射（n = 5）；●（d），照射 72 時間後にコンブレタスタチン（n = 5）；■（e），コンブレタスタチン投与 72 時間後に照射（n = 5）．
B. 移植後 22 日（最初の治療から 12 日後）に摘出した腫瘍．小文字の a〜e は A の a〜e に対応．照射後腫瘍血流遮断群のみ腫瘍が退縮．

Hori K et al. Cancer Sci (2014) より

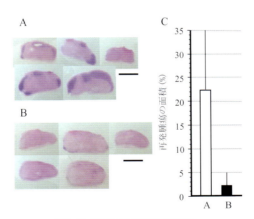

図 9-10　照射と血流遮断併用の効果

A. 10 mg/kg コンブレタスタチンで腫瘍血流を遮断し、72 時間後 5Gy 照射．濃い紫色の部分が再発腫瘍．スケールは 1 cm．
B. 5Gy 照射 72 時間後に 10 mg/kg コンブレタスタチンで腫瘍血流遮断．スケールは 1 cm．
C. 最大割面に占める再発腫瘍の割合（画像解析による）．
A vs B, p < 0.0068．

Hori K et al. Cancer Sci (2014) より

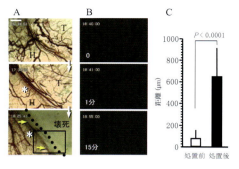

A. 同一腫瘍の同一部位の透過光による生体観察所見．上段，5Gy照射1時間前；中段，照射72時間後で，コンブレタスタチン静脈内投与の直前；下段，コンブレタスタチン投与から25時間後．T，腫瘍；H，宿主；＊，インターフェイス．下段の黄色矢印，循環機能を喪失したインターフェイスの血管．
B. 落射蛍光顕微鏡による観察所見．観察視野はAの下段の黒枠内．蛍光色素（フルオレスチン）を静脈内投与したが，15分経過後もこの領域には色素は到達してない．
C. 腫瘍辺縁部から循環機能のある血管までの距離．

処置前は，辺縁部から100μm以内に循環する血管が存在するが，処置後には，600μm以内にはほとんど血管が存在しなくなる．

Hori et al Cancer Sci（2014）

図 9-14　浮腫が腫瘍辺縁部と機能血管との距離をさらに遠ざける

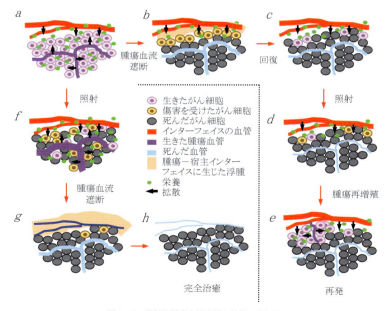

図 9-15　照射後腫瘍血流遮断の効果のまとめ

説明本文．

堀 勝義．作図

はじめに

　がんの制圧を目指し、20世紀初頭より、個体レベルから分子レベルまで、幅広い研究が続いている。にもかかわらず、がんは多くの先進国で依然として死亡原因の第一位である。遺伝子レベルの研究が進み、がんで過剰に発現している様々な遺伝子やタンパク質が見出されてきたことで、それに対処する分子標的薬が次々と開発されている。そして、それらは1990年代後半から積極的に臨床に導入されるようになってきたが、一部のがんを除き、不十分な結果という状況が続いているのはなぜなのか。

　本書では、筆者らが研究を積み上げてきたがんの病態生理の側面から、この問題に迫っていこうと思う。読み進めていくと、がんの治療は新薬の開発だけでは解決困難な問題であることがわかるだろう。

　全体を2部に分け、第Ⅰ部では主として「ドラッグデリバリー」を、第Ⅱ部では「がんの兵糧攻め」を取り上げる。いずれのアプローチにおいても、治療を阻むいくつかの問題点が浮かび上がってくる。第Ⅰ部と第Ⅱ部を合わせて九つの章から成るが、それぞれの章は互いに密接につながっている。飛び地のような箇所は、章立ての都合上、やむを得なかったことを、はじめにお断りしておきたい。

　第1章「がんのモデル」では、ほぼ全章にわたって使用した「吉田腹水肝癌」について説明する。これらの細胞は、ドンリュウラットというシロネズミに移植し、がんのモデルとして実験に用いられてきた。特に、腫瘍血管の生体観察や固形腫瘍の病態生理の研究に今も大きな威力を発揮する。また、近年、「がんには個性があり、薬の効き方も一様ではなく、患者ごとに異なる」という考え方が臨床で重視されてきているが、腹水肝癌を用いた実験腫瘍学では、1960年代には、すでにこのコンセプトが出来上がっていたことを伝えたい。

　第2章「がんに薬を運ぶ」では、薬は血流によってがんに運ばれること、

その血流が、腫瘍の増殖ステージ、腫瘍内の位置、時間により変わることを筆者らの実験結果を用いて説明する。同時に、腫瘍増殖に伴い、腫瘍の中に血流量の少ない領域や血流が停止している領域、つまり、薬の届きにくい領域が生じてくる現象に注目する。そして、昇圧剤アンジオテンシンIIがそのような領域の血流量を増やし、がんの微小循環を化学療法に有利な環境に変えることを示す。

第3章「がんのライフライン─腫瘍血管ネットワーク」では、腫瘍血流増減の機序を解明するための形態学からのアプローチとして、腫瘍血管ネットワークの特徴と、その形成過程を見ていく。そして、その構築には様々なメカニズムが働いている可能性があることも、併せて考えていきたい。この章で正常の血管ネットワークパターンについての古典的研究を取り上げるのは、腫瘍血管の特異性を論ずるには、まず正常血管の構築を理解しておく必要があると考えたからである。

第4章「がんの病態生理」では、第3章で述べた形態学的な特異性からどのような病態が生み出されてくるのかを、腫瘍血流、微小血管圧、間質液圧など、いくつかの循環パラメータの解析をとおして明らかにしていく。それによって、増殖に伴って、固形腫瘍がしだいに薬物療法に不利な環境に変わっていくのは、必然のプロセスであることを理解することができる。そして、腫瘍血流を増量させることで、なぜ血管外で増殖するがん細胞に薬が届きやすくなるのかについての理由を説明する。

第5章「薬の動きの可視化」では、蛍光標識物質を用い、物質が組織内でどのように動くのかをリアルタイムでとらえる。それによって、がんへのドラッグデリバリーが、いかに腫瘍血流量と強く結びついているかを実感することができると思う。また、腫瘍組織への物質移行のパターンを解析した上で、点滴投与など、薬剤の投与法に潜む問題点を指摘する。そして、どのような条件のもとで、薬が効力を発揮するのかについて考えていきたい。

第6章「がんに薬を留める」では、アンジオテンシンIIで到達亢進した薬をそのままがんに留めることで、ドラッグデリバリーをさらに向上させようとした研究を紹介する。残念ながら、その目標を達成することには成功

しなかったが、そこに至るまでの経緯を記し、異物を体内に留めず、排泄する方向に働く生体の機能についての理解を深めていく。関連して、ハイパーサーミア（温熱療法）がなぜ成功しないのか、その理由を説明する。

　第7章「がんへの栄養を止める」では、がんの薬物療法のパラダイムシフトとして、攻撃の直接のターゲットを、がん細胞から腫瘍血流に向ける。腫瘍への栄養供給を断つ目的で、腫瘍血流を選択的に遮断し、がんを兵糧攻めにする治療戦略の価値と意味を考えていく。

　第8章「腫瘍—宿主インターフェイス（腫瘍生育周辺域）の重要性」では、腫瘍血流遮断でがん細胞の90％以上を壊滅させても、なお高い頻度で再発が起こり、治癒を阻むのはなぜか。その原因は腫瘍辺縁部で生き残るがん細胞にあり、その生存を支えているのが二つのライフライン（腫瘍血管と腫瘍—宿主インターフェイスの血管）であることを明らかにしていく。

　第9章「治癒を目指して」では、再発の原因をとり除き、兵糧攻めでがんの治癒を目指すには、腫瘍血管だけではなく、腫瘍—宿主インターフェイスの循環機能も喪失させなければならないことを、放射線療法と腫瘍血流遮断との併用を例にとって説明する。そして、併せて将来への展望を論じる。

　この本に記したことは、すべて動物実験で得た循環病態解析を基にした知見であるが、臨床に近い基礎研究、そして医学と薬学の境界領域の研究と位置づけされるものと思う。生化学的なアプローチでは、動物の種差の問題、例えば酵素が動物とヒトとで異なることが前面に出てくる場合があり、動物実験の結果が必ずしも臨床に反映されるとは限らない。しかし、本書の根幹をなす「血流」は物理学の法則に従っており、大部分は、動物の種差を超えた普遍現象として成り立つと考える。そのため、掲載したデータのいくつかは、がんの治療を考える上での補助線になるものと、筆者は信じている。

　本書から役立つ箇所を読み取っていただければ幸いである。

［目　次］

はじめに………………………………………………………………… i

第Ⅰ部　ドラッグデリバリー

第 1 章　がんのモデル

1.1. 吉田腹水肝癌 ………………………………………………　5
1.2. がん細胞には個性がある　………………………………　5
1.3. がん細胞の薬剤感受性 ……………………………………　6
1.4. 血管を介した時の薬剤感受性の変化　…………………　8
1.5. 薬剤感受性の予測 …………………………………………　8

第 2 章　がんに薬を運ぶ

2.1. 腫瘍血流とその役割　………………………………………　13
2.2. 腫瘍血流量を測定する　……………………………………　13
　2.2.1. 全血流量　14
　2.2.2. 局所血流量　15
　2.2.3. 灌流　17
2.3. 腫瘍血流量は不均一である　………………………………　17
　2.3.1. 腫瘍サイズ　18
　2.3.2. がん細胞の種類　19
　2.3.3. 腫瘍生育部位　21
　2.3.4. 腫瘍内の位置（浅部と深部）　22
　2.3.5. 時間　22

2.4. 腫瘍血流量を増やす試み ……………………………………… 23
2.5. アンジオテンシンⅡで腫瘍血流だけを増やすことができる …… 24
2.6. 昇圧化学療法 …………………………………………………… 27

第3章　がんのライフライン―腫瘍血管ネットワーク

3.1. 腫瘍血管 ………………………………………………………… 33
　3.1.1. 構造　33
　3.1.2. 内皮細胞接合部　34
3.2. 血管新生と要因 ………………………………………………… 35
　3.2.1. メカニカルファクター　36
　3.2.2. ケミカルファクター　37
　3.2.3. 腫瘍血管形成の中心はどこか　39
　　3.2.3.1. 静脈説　40
　　3.2.3.2. 動脈説　42
3.3. 腫瘍血管ネットワークの形成 ………………………………… 43
　3.3.1. 正常組織の血管ネットワークパターン　43
　3.3.2. 顕微鏡下の生体観察―透明窓法　45
　3.3.3. 腫瘍血管の発生から壊死までのプロセス　47
　　3.3.3.1. Ⅰ期　48
　　3.3.3.2. Ⅱ期　49
　　3.3.3.3. Ⅲ期　50
　　3.3.3.4. Ⅳ期　51
　3.3.4. 対数増殖から漸減増殖への移行期が破断界　51
3.4. 血管新生とネットワーク形成についてのフォークマンの仮説 … 52
　3.4.1. 既存の血管から発芽し、がん細胞塊に侵入するモデル　53
　3.4.2. 血管新生からネットワーク形成までのプロセスと抗血管新生　54
3.5. フォークマンの仮説に対する疑問点 ………………………… 55
　3.5.1. がん細胞塊への新生血管の侵入はあるか　55

3.5.2. はじめからがん細胞に血管が隣接している　56

3.5.3. 発芽の中間段階の盲端管が観察されない　59

3.5.4. 腫瘍血管内皮細胞の分裂像が見当たらない　60

3.6. 内皮細胞の分裂に依拠しない腫瘍血管ネットワーク形成 …… 61

3.6.1. がん細胞が血管壁の一部を構成することがある　61

3.6.2. 骨髄由来の前駆細胞、幹細胞の寄与　62

3.6.3. 嵌入（かんにゅう）　63

3.7. 腫瘍血管ネットワーク形成の中心点を探る …………………… 63

3.7.1. ホートンの階層分類法　64

3.7.2. 皮下組織の細動脈の階層分類　65

3.7.3. 終末細動脈を中心にネットワーク形成が進む　66

3.7.4. 腫瘍血流支配血管と微小循環単位　68

3.7.5. 腫瘍の微小循環単位は拡大する　68

3.7.6. 循環単位の合体―さらなるネットワークの拡大　69

3.7.7. 腫瘍血管ネットワークの分岐のでき方　71

第4章　がんの病態生理

4.1. 円筒管の流量を決める因子―ハーゲン・ポアズイユの法則 … 81

4.2. 膜で隔てられた2相間の物質移動を決定する因子 ……………… 81

4.2.1. 膜透過の理論式　82

4.2.2. 細孔理論からドラッグデリバリーを考える　83

4.3. 微小循環パラメータの計測 …………………………………… 84

4.3.1. 微小血管圧の測定　84

4.3.2. 微小循環単位拡大の力学的背景　86

4.3.3. 間質液圧の測定　87

4.3.4. 腫瘍増殖に伴う間質液圧の上昇　88

4.3.5. 腫瘍血管内外圧差―がん細胞を押し出す力　90

4.3.6. 血流の低下・停止領域、および壊死が出現する理由　91

4.4. アンジオテンシンⅡで腫瘍血流量が増える循環メカニズム …… 92
    4.4.1. 昇圧剤による正常と腫瘍の血流量変化　92
    4.4.2. 腫瘍血管自身はアンジオテンシンⅡに反応しない　93
    4.4.3. 腫瘍血流支配血管は早期に受動血管に変わる　93
    4.4.4. 腫瘍と正常組織は並列回路　94
    4.4.5. 血管抵抗増強部位の決定法　95
    4.4.6. 昇圧剤はどの細動脈の血管抵抗を増強するか　95
    4.4.7. 腫瘍血流量増減のしくみ―直並列回路モデル　96

4.5. アンジオテンシンⅡでがん組織に薬の移行が促進される理由 … 98
    4.5.1. 腫瘍組織内の抗がん剤濃度が上がる　98
    4.5.2. 腫瘍血管面積の増大―拡散効率の亢進　99
    4.5.3. 腫瘍血管内外圧差の拡大―濾過圧の亢進　100

4.6. 腫瘍血流量、腫瘍増殖には日内変動がある ……………………… 101

4.7. 日内変動を利用した化学療法 ………………………………………… 103

第 5 章　薬の動きの可視化

5.1. 薬の組織内濃度の推移
   ―蛍光物質の動きをリアルタイムで追跡する ……………… 109

5.2. アンジオテンシンⅡによる物質移行の促進を見る ………… 110

5.3. 薬のサイズで組織移行性が変わる ……………………………… 112

5.4. ワンショットと点滴で薬の組織移行パターンが変わる ……… 114

5.5. 薬が効力を発揮する条件 ……………………………………… 116

5.6. なぜ試験管の効果が生体で反映されないか ……………………… 118

5.7. 血管透過性を目で見る ……………………………………………… 118
    5.7.1. 高分子ミセルは正常血管からはほとんど漏れない　119
    5.7.2. 初期増殖巣の腫瘍血管透過性は高くない　120
    5.7.3. 透過性が高いのは崩壊直前の腫瘍血管　121

第 6 章　がんに薬を留める

6.1. 到達した薬を腫瘍内に留める試み　………………………… 125
6.2. 血流の増量は腫瘍に到達した薬の洗い出しも促進する　……… 126
6.3. 水攻め化学療法　……………………………………………… 126
6.4. 異物排泄機構による壁　……………………………………… 127
6.5. がん化学療法における抗がん剤移動の模式図　………………… 128
6.6. 熱も腫瘍に留まらない―温熱療法が成功しなかった理由　…… 129
6.7. 壊死巣が高分子を長時間留める　…………………………… 131
6.8. 初期増殖巣に高分子を留めることができる　………………… 132

第 II 部　がんの兵糧攻め

第 7 章　がんへの栄養を止める

7.1. 腫瘍血流の遮断　…………………………………………… 141
 7.1.1. 機械的手段による遮断　141
 7.1.2. 化学物質による遮断　142
 7.1.3. チューブリン重合阻害　143
 7.1.4. コンブレタスタチンの発見　144
 7.1.5. 腫瘍血流を遮断する化合物とその構造　145
7.2. コンブレタスタチンは腫瘍血流を選択的に遮断する　………… 146
 7.2.1. 腫瘍血流遮断効果　146
  7.2.1.1. 皮下移植腫瘍　146
  7.2.1.2. 自家原発腫瘍　147
  7.2.1.3. 皮下以外で増殖する腫瘍　148
  7.2.1.4. リンパ節転移巣　149
  7.2.1.5. 微小増殖巣　150
 7.2.2. 正常組織の血流への影響　151

7.2.3. 腫瘍と正常組織の糖代謝の変化　152
　7.3. 腫瘍血流遮断による治療効果 ･････････････････････････････ 153
　　　7.3.1. 皮下移植腫瘍での効果　153
　　　7.3.2. 自家原発腫瘍での効果　155
　　　7.3.3. 組織学的効果　155
　　　7.3.4. リンパ節転移に対する効果　157
　　　7.3.5. 血行性転移をした腫瘍に対する効果　157
　　　7.3.6. 延命効果　158
　　　7.3.7. 治療効果の評価　159
　7.4. 腫瘍縮小効果にも腫瘍循環が関係する ･････････････････････ 159
　7.5. コンブレタスタチンによる腫瘍血流遮断の循環メカニズム ･･･ 163
　　　7.5.1. 昇圧作用―血管抵抗増強部位はどこか　163
　　　7.5.2. 腫瘍血管自身はコンブレタスタチンに反応しない　164
　　　7.5.3. 腫瘍間質液圧の変化　165
　　　7.5.4. 持続的腫瘍血流遮断が腫瘍血管に及ぼす変化　166
　　　7.5.5. 辺縁部の腫瘍血管の劇的変化　167
　　　7.5.6. 腫瘍血流遮断のプロセスと微小循環メカニズム　169
　　　7.5.7. エピネフリンによる検証　171
　　　7.5.8. 蓄積毒性がない―生体での直接的な殺細胞効果は弱い　172
　　　7.5.9. 反復投与で見られる不思議な現象　174
　7.6. 抗血管新生と血流遮断との違い ･････････････････････････ 175
　7.7. コンブレタスタチンの臨床効果 ･････････････････････････ 176
　7.8. コンブレタスタチンの特長と注意点 ･････････････････････ 176

第 8 章　腫瘍－宿主インターフェイス（腫瘍生育周辺域）の重要性

　8.1. 再発は腫瘍辺縁部から起こる ･･･････････････････････････ 183
　　　8.1.1. 放射線治療後に起こる再発の生体観察　183
　　　8.1.2. 腫瘍血流遮断後の再発　185

8.2. 腫瘍辺縁部と内部とで血流遮断効果に違いがあるか ………… 186
8.3. インターフェイスの血管の血流は遮断されない ………… 187
8.4. インターフェイスの血管からの物質の拡散距離 ………… 189
8.5. 辺縁部のがん細胞には二つのライフラインがある ………… 190
8.6. 腫瘍―宿主インターフェイスの血管の特徴 ………… 190
　　8.6.1. 腫瘍血流遮断後の微小血管の微細構造　190
　　8.6.2. インターフェイスの血管の透過性　191

第9章　治癒をめざして

9.1. 照射後に腫瘍循環は活発化する ……………………… 195
　　9.1.1. 腫瘍血管の構造が変わる　196
　　9.1.2. 腫瘍血流量が増加する　196
　　9.1.3. 血管透過性が亢進する　197
　　9.1.4. 物質移行と排出は促進される　198
　　9.1.5. 腫瘍間質液圧は低下する　200
9.2. 放射線照射後の血流遮断で辺縁部からの腫瘍再発は抑制される　200
　　9.2.1. 照射後腫瘍血流遮断の治療効果　201
　　9.2.2. 組織像で見る再増殖抑制効果　204
9.3. 照射後血流遮断で腫瘍辺縁の微小循環はどう変化するか …… 204
　　9.3.1. 腫瘍―宿主インターフェイスに浮腫が起こる　204
　　9.3.2. 辺縁部のがん細胞と循環機能のある血管との距離が拡大する　206
9.4. 栄養の二重支配を両方断つことが治癒への道 ………… 207

おわりに ………………………………………………… 211

索引 …………………………………………………… 213

第 I 部

ドラッグデリバリー

第 1 章

がんのモデル

1.1. 吉田腹水肝癌

　本書では全章にわたって様々な実験を行っているが、筆者らががんのモデルとして用いたのは、大半が「腹水肝癌」とそれに関連するがん細胞である。腹水肝癌は、有名な「吉田肉腫」[1]というがん細胞に続いて、1950年代から60年代を中心に、吉田富三一門の手で作り出されたものである。生みだされた経緯や全体像については、佐藤［2］や井坂［3］による詳しい書物があるので、ここでは、腹水肝癌の概略を述べるにとどめる。

　吉田肉腫は、がんを作る実験を行なっている時に、その中の一匹のラットに見出されたがん細胞である。その実験は、オルトアミノアゾトルエンという発がん物質を餌に混ぜて3ヶ月飼育し、次に亜ヒ酸（As_2O_3）溶液を背部に塗布するというものであった。しかし、吉田肉腫の起源となる細胞が不明だったため、それを特定する目的で再現実験が繰り返し行われた。吉田肉腫と同じ細胞は二度と出てこなかったが、その過程で、多数の肝がん細胞が出現した。それを腹水型化して実験系として樹立したのが「腹水肝癌」である。現在、AH系として、80系余りの細胞が東北大学加齢医学研究所医用細胞資源センターに凍結保存されている。AHとは腹水肝癌（ascites hepatoma）の意味である。

　腹水肝癌は、もともと腹水中で増殖するように作られたがん細胞であり、皮下に移植した場合、100％生着する細胞は意外と少ない。80余系のうちのわずか4、5系しかない。しかし、その4, 5系はいずれも皮下や臓器に移植すれば、そこに100％固形腫瘍を作り、そこから血行性転移やリンパ行性転移を引き起こす。本書で実験材料として用いたのは、そのような性質のがん細胞である。

1.2. がん細胞には個性がある

　腹水肝癌が示した重要な事実は、同じ肝がんであっても、がん細胞に

は個性があるということである。例えばAH109AとAH136Bを比べてみると、AH109Aは腹水中では1個のみから成る「自由細胞」が多いのに対し、AH136Bでは複数の細胞が塊となった「島型」というかたちで存在する。また、腹腔内と皮下に移植した場合の生存日数は、AH109Aではそれぞれ12日と20～38日であるのに対し、AH136Bでは17日と18～91日である。同じ環境下で飼育され、同じ原因物質で、しかも同じ臓器内に発生したがんにおいてさえ、同じではないということである。人間のがんのように、生活様式、がんになった原因、発症までの期間など、背景因子が様々である場合には、バリエーションが大きいのは当然のことだろう。

「腹水肝癌」が優れた実験系である所以は、試験管よりもむしろ動物実験で威力を発揮する点にある。特に、転移や腫瘍循環の領域では、それぞれのがん細胞の個性を活かした研究が展開され、数多くの業績が残されている[4]。

1.3. がん細胞の薬剤感受性

がんの薬を有効に働かせるには、考慮すべき生体側からの要因がいくつもあることをこれから本書で説明していくが、生体のしくみとは別に、がんの薬物治療を阻む最大の壁は、やはりがん細胞の個性の問題と、治療の条件下で十分な効力を持つ薬が少ないという現実である。

佐藤は[5]、半世紀以上も前に、腹水肝癌—ドンリュウ（Donryu）ラット[注1]を用いた実験システムにより、がん細胞の薬剤感受性には個性があることを発見した。その後、市村が膨大な実験を積み重ね、それをゆるぎない事実にまで高めた。図1-1のスペクトラムは、市村の論文[6]の中から一部を抜粋、編集させていただいたものである。

第1章　がんのモデル

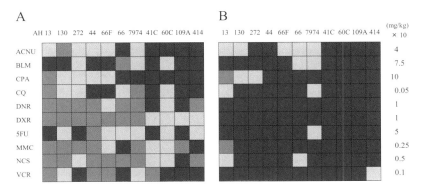

ACNU, ニムスチン；BLM, ブレオマイシン；CPA, シクロフォスファミド；CQ, カルボコン；DNR, ダウノルビシン；DXR, ドキソルビシン；5FU, 5-フルオロウラシル；MMC, マイトマイシンC；NCS, ネオカルジノスタチン；VCR, ビンクリスチン

図1-1　腹水肝癌スペクトラム─薬剤感受性には個性がある（カラー口絵参照）

A. がん細胞は腹水中で増殖しており、薬は腹水中に投与（ip-ipシステム）．
B. がん細胞は腹水中で増殖しており、薬は尾静脈から投与（ip-ivシステム）．
右の数値は投与量．■,効力あり；□,やや効力あり；■,効力なし
AとBのがん細胞と薬の組合せは同じであるが、投与システムで効果が大きく変わるところが注目点．

市村宏子，癌と化学療法（1975）より［著者の許可を得て改編］

　図の行が抗がん剤、列が腹水肝癌の種類であり、様々な組合せで行った治療の結果が示されている。生存曲線が治療をしない対照群と同じか、曲線下の面積が2倍以下の場合が黒、面積が3倍以上で50％以上

注1）ドンリュウラット：実験系として樹立されたがん細胞には移植が成立する動物がある。吉田腹水肝癌の場合、それはドンリュウラットであり、他のラットの系、例えばウイスターラットやフィッシャーラットに移植しても、拒絶され、生着しない。従って、腹水肝癌細胞はドンリュウラットがなくなった場合、実験系としての価値は大きく低下する。2009年に、ドンリュウラットは需要が少ないという理由で、動物業者により生産が打ち切られた。そこで、同年、筆者は実験と並行してドンリュウラットのブリーディングを開始し、兄姉間の交配を始めた。そして、2014年1月に全兄姉交配20世代目のラットが生まれ、近交系ドンリュウラットを樹立することができた。この近交系ラットの受精卵は別の系のラットの子宮に入れたあと、無事生れることを確かめている。近交系ラットは新しいラットと位置づけられるので名前を付けた方がよいということだったので、筆者は、このラットをTU-ドンリュウラット（TU-Donryu rat）と命名した。TUはTohoku Universityの意味である。現在、TU-Donryuの受精卵は東北大学医用細胞資源センターに凍結保存されている。

治癒した場合が灰、その中間が淡い灰色の表示である。図1-1Aは、腹水中で増殖しているがん細胞に対し、抗がん剤を腹水中に投与［これをip（intraperitoneal）-ipシステムという］した時の効果である。同じ肝がんであっても、抗がん剤の感受性のパターンが、それぞれの細胞でまったく異なることがひと目でわかる。ip-ipシステムでは、感受性のある薬が比較的多いようにみえるが、投与法が変わると様相が一変する。

1.4. 血管を介した時の薬剤感受性の変化

図1-1Bに示したスペクトラムは、がん細胞が腹水中で増殖しているところは図1-1Aと同じであるが、薬は静脈から投与［ip-iv（intravenous）システム］しているところが異なった点である。がん細胞の種類と薬の組合せが同じであっても、薬の投与法によって治療効果は大きく変わり、ip-ivシステムはip-ipシステムに比べて、延命効果が著しく低下する。

いうまでもなく、ip-ipシステムでは、がん細胞と抗がん剤が腹水中で直接接触する。一方、ip-ivシステムでは、抗がん剤とがん細胞との間に血管が障壁として存在する。抗がん剤ががん細胞と接触するには、この壁を通り抜けなければならない。わずかな例外はあるが、ip-ipシステムで効力があっても、血管を介することで効力が低下するのは、血管というバリアの存在により、がん細胞に達する薬剤濃度が下がることが原因である。このことについては第4章で詳しく説明する。生体担がんの治療により近いモデルは、血管を介するip-ivシステムの方であり、効果のある組合せが少ないことが、がんの化学療法の現状をよく示している。

1.5. 薬剤感受性の予測

薬物治療の前に、対象とするがんに用いようとする薬が効くかどうかがわかればよいのだが、なかなか予測しがたいのが今も変わらぬ現実である。腹水肝癌の薬剤感受性の研究が発表された後、がん化学療法の研

究では、新しい薬の開発と共に、感受性予測の問題が解決すべき重要課題の一つとなっていた。しかし、新薬が開発されたということはたびたび話題にのぼったが、感受性予測の問題については大きな進展がないまま、治療の現場では、どの臓器に発生したがんであるかによって使用する薬が決まるという方向に進んでいったようである。

近年の分子標的薬および遺伝子解析の研究では、この予測の問題が重視されている [7]。例えば、肺腺がんに用いられるゲフィチニブは、上皮成長因子受容体（EGFR, epidermal growth factor receptor）の遺伝子に変異のあるがん細胞に高い感受性を持ち、乳がんの治療薬として用いられるトラスツズマブは、HER2（human epidermal growth factor receptor）という遺伝子が増幅されている場合に効果があるということがわかってきた。また、最近、抗がん剤の副作用を回避するために、遺伝子解析を利用した大規模臨床試験が行われ [8]、その有用性が示されたが、これは広義の薬剤感受性試験といえるだろう。つまり、薬を投与する前に関連する遺伝子を調べることで、使用することにメリットがあるかどうかを予測できるようになってきたのである。それは、どの臓器に発生したかではなく、遺伝子変異を指標にして薬の選択が行われる時代に入ったことを示している。

しかし、この本では立ち入らないが、がんの個性の問題が重視されればされるほど、理屈の上では、臨床の比較試験で母集団のよりいっそう厳密な層別化が求められることになるだろう。

以上、がんのモデルと薬剤感受性の問題を簡単に述べた。吉田腹水肝癌の研究をとおして樹立された化学療法の基本的なコンセプトは、半世紀が経過した今日でも輝きを失っていない。感受性のある薬が存在すること、感受性を予測すること、そして効力を発揮する濃度にまで薬を到達させることの重要性は、分子標的薬でも同じであり、がんの薬物療法の基本中の基本だからである。次の章からは、本論である固形腫瘍の間質の側に立った話を進めていく。

第Ⅰ部　ドラッグデリバリー

文献

［1］　吉田富三（1949）吉田肉腫．寧楽書房
［2］　佐藤春郎（1987）がん細胞の営み．朝日選書　朝日新聞社
［3］　井坂英彦（1974）腹水肝がん．肝がん（小野江為則 編）pp 145-76　講談社サイエンティフィック 講談社
［4］　川口隆憲（2002）　癌転移概論．金原出版
［5］　Satoh H (1956) Studies on the ascites hepatoma. (XI). Different responses by different strain of ascites hepatomas of the rats to chemotherapeutic treatment. Gann 47: 334-337
［6］　市村宏子（1975）ラット腹水肝癌を用いた癌化学療法剤のスクリーニング―腹水肝癌スペクトラム．癌と化学療法　2: 605-10
［7］　ワインバーグ RA（2010）第 16 章　がんの合理的な治療．がんの生物学（武藤誠・青木正博訳）pp 725-96　南江堂
［8］　J.A. Sparano JA et al (2018) Adjuvant chemotherapy guided by a 21-gene expression assay in breast cancer. N Engl J Med doi: 10.1056/NEJMoa1804710

第 2 章

がんに薬を運ぶ

固形腫瘍は増殖の過程で、内部に新しい血管ネットワークを構築する。その形成過程と循環機能の特殊性については第3章と第4章で詳しく述べることにし、この章では、そのネットワークを流れる血液（腫瘍血流）が、がん細胞へのドラッグデリバリー（薬の到達性）に重要な役割をはたしていることを説明する。

2.1. 腫瘍血流とその役割

　1907年、ゴールドマン（Goldmann）[1]は、腫瘍の中にも微細な血管が存在することをX線造影で示し、はじめて腫瘍の増殖と血管システムとの関係に言及した[注1]。しかし、血流を測定する手段がなかったため、それ以後の研究は形態学で腫瘍血管の特殊性を記述するのみであり、その状況が長く続いた。

　イノベーションは米国立がん研究所のグリノとグランサム（Gullino & Grantham）によってもたらされた[2, 3]。自ら開発した方法で腫瘍血流量を定量することに成功した彼と彼女の研究が、腫瘍の病態生理学という新しい領域を拓き、腫瘍循環に広く目が向けられるきっかけを作った。ゴールドマンが腫瘍の血管システムを論じてから約半世紀後のことである。

2.2. 腫瘍血流量を測定する

　腫瘍血流量は、大きく全血流量と局所血流量とに区別できる。いずれも物理量の次元はmL/min/100g（組織100グラム、1分間あたりの血液の

注1）ウォーレン（Warren）は、著書「Tumor blood circulation, H-I Peterson編集, CRC Press (1979)」の中で、ウィルヒョウ（Virchow）が注入法により、腫瘍の中に微細な血管が存在することを示したと記述し、多くの研究者がそれを引用している。ウォーレンの記述自体が、ロジャーズ（Rogers）の論文からの係引きである。筆者は確認のため、ウィルヒョウの原典「Wirchow R. Die Kranhaften Geschwulste, August Hirschwald, Berlin (1863年)」と、「ウィルヒョウ 細胞病理学（吉田富三訳）、南山堂（1957年）」にあたったが、腫瘍血管についての記載はなかった。

流量）で示されるが、両者の意味するところと、その違いを理解することが大切である。

2.2.1. 全血流量

グリノらが測定したのは腫瘍全体を流れる血液量であり、これを全血流量（total blood flow）という。彼らは血流測定の場としてラットの腎臓と卵巣を利用した。そこに肝臓がんの細胞、乳がんの細胞を移植した実験システムである。

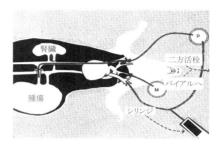

図 2-1　全血流測定法
説明本文.
Gullino PM & Grantham FH. J Natl Cancer Inst（1961）より

腹部大動脈の血液は腎動脈を通って腎臓に入り、腎静脈から下大静脈に還る。したがって、腎臓の大部分が、移植したがん細胞で置き換われば（実際にはすべてが置き換わることはないが）、そのがんは腎動脈と腎静脈のみで生体とつながることになる（図2-1）。また、卵巣を使ったモデルは、1本の動脈と静脈でつながるようにした卵巣にがんを移植し、そこで成長した固形がんを体外に出したものである。いずれのモデルにおいても、腫瘍から静脈に出てきた血液をチューブ経由で頸静脈から回収し、血液量を測ったあと、その血液を、再度、循環に戻す仕組みである。

この実験モデルと放射性同位元素を使う方法を駆使して、グリノらは腫瘍血流に関して、次の重要な結論を導いた。①腫瘍血流量は正常組織の血流量よりも少なく、肝臓の血流量の約20分の1である。②その血流量は腫瘍が大きくなるに従って、さらに減少していく。③腫瘍はその生育母地の血流量に関係なく、固有の血流量を持っている。④がん細胞の種類、腫瘍の組織型は血流量には関係しない。⑤増殖速度の速いノビコ

フ肝癌（Novikoff hepatoma）も、ゆっくり増殖する肝癌5123（Hepatoma 5123）も、血流量には大差はない。

①と②から、「肝がんは肝臓の約20分の1の血流しかないため、生体に投与された薬も20分の1しか循環せず、腫瘍に届く薬剤も非常に少なくなる。治療の効果もこの観点から評価されなければならない」と、すでにドラッグデリバリーの基盤となる考えが論じられている。

③〜⑤から、「腫瘍には、がん細胞の種類、組織型、増殖速度に関わらない固有の血流量があり、血流が腫瘍の要求量を満たしていれば、たとえ腫瘍の生育母地の血流量が多かったとしても腫瘍の増殖率には影響しない」、と述べている。

導き出された結論の多くは、今も大筋では訂正すべき点にほとんどない。しかし、グリノらが測定した全血流量は、壊死巣を含む平均値なので、血流量としてはやや低い値が出ており、高い血流量を持った領域の存在を見落としている。血管透過性の変化や血管作動物質による影響を血流量と関連付ける場合、また、場所による血流量の違いを比較する場合には、より狭い範囲の血流量、つまり、局所血流量（local blood flow）を測定する必要がある。

2.2.2. 局所血流量

局所血流量という言葉には厳密な定義はないが、臓器や腫瘍などの全体ではなく、狭い組織領域の血流量を指している。組織血流量（tissue blood flow）という用語が使われることもある。筆者らは熱電対法［4］と水素クリアランス法［5］を用いたが、この方法で測定される血流量はいずれも局所血流量である。

熱電対法は、長さにして3〜4mmの範囲の組織の血流を測定する。この方法の強みは、血流変化や薬物による血流反応を、ひとつの腫瘍で連続的に追跡できることである。つまり、血流変化の全体像をリアルタイムで把握することができる。しかし、測定される血流量は相対値であ

る。測定開始時の血流量を100％、死後、血流が完全に停止した時点を0％とし、その電流値の幅を尺度として、血流を変化率（％）で表わすのである。相対値であるため、500％（5倍）の増加があったと計算されても、2が10になったのか、10が50になったのかの区別ができない。これを明確にするには絶対値での測定が必要になる。熱電対法でも、流量と電流値の関係を調べておいて、生体で求めた電流値の変化から流量（mL/min/100g）を計算することは、原理的には可能である。しかし、絶対血流量を測定するには、より確かな方法、水素クリアランス法がある。

　水素クリアランス法は、7〜9％の水素を動物に吸入させ、組織に飽和したところで吸入を止め、水素の減衰曲線から半減期を求める。そして、その半減期をもとに血流量を算出する方法である。水素は生体と化学反応を起こさず、すべてウオッシュアウトされる性質が利用されている。測定値は流量の次元（mL/min/100g）で表示されるため、血流量の腫瘍間による違い、場所による違い、時間による違いを比較することが可能となる。しかも測定は1mmの範囲内であることから、微小循環単位（第3章で説明）の血流量を測定することができる。

　この方法によって、グリノの方法では捉えることのできなかった現象がいくつも見出された。腫瘍血流量の不均一性がより鮮明になり、「腫瘍の血流量は少ない」とは、一概には言えなくなった。そのように思われていたのは、壊死を含めて、腫瘍全体を平均化していたからである。

　腫瘍が指数関数的に体積を増加している時には、その増殖を支えるエネルギー要求の面から考えても、血流量が少ないはずはない。実際、筆者らの測定では、皮下腫瘍でも小豆くらいの大きさで指数関数的な増殖をしている時には、血流量は50〜100mL/min/100gという非常に高い値を示した。これは肝臓や脳に匹敵するか、それを上回る流量である。「腫瘍血流量は少ない」という表現よりも、「腫瘍には血流量が著しく低下した領域、あるいは停止した領域が多く含まれる」という表現の方が、より適切である。

　また、この方法による測定により、薬物による血流量変化もより正確

に読みとれるようになった。それについては、本章の2.5.と第7章で詳しく述べる。

2.2.3. 灌流

近年、血管内皮と結合するトマトレクチンを血中に投与し、腫瘍血管に分布したものを免疫染色して、それを腫瘍血流として評価する手法が報告されている。

しかし、この方法には、物理量としての「時間」がなく、次元からみて血流量を表わすものではない。画像計測で得られたレクチンの量は、関心のある血管がある時間点で灌流（perfusion）されていたかどうかを示すだけである。レクチン量の数値が高く算出されたとしても、必ずしも血流量が多いことを保証するものではない。

2.3. 腫瘍血流量は不均一である

ジェイン（Jain）とウォード-ハートレイ（Ward-Hartley）は［6］、多くの研究者が測定した実験腫瘍の血流量の結果をまとめ、研究者により、腫瘍により、また用いた方法により、血流量の値にはかなりの幅があると総括している。それによれば、1〜20 mL/min/100 gの血流量を有するものが50 %、20〜50 mLが30%、そして50 mL以上のものが20%である。ファウペル（Vaupel）も同じように、ヒト腫瘍で測定された多数のデータをまとめ、同様の結論を下している［7］。このような不均一性は腫瘍の属性によるものなのか、単に腫瘍の状態を示すものなのかを考える必要があるだろう。

ここでは、腫瘍血流量の不均一性の原因と考えられている要因、1) 腫瘍サイズ、2) がん細胞の種類、3) 腫瘍生育部位、4) 測定部位、5) 測定時間について、順に、それらが実際に不均一性の本質であるのかどうかを考えていく。

2.3.1. 腫瘍サイズ

腫瘍サイズと血流量との関係を説明する前に、固形腫瘍がどのように増殖するのかを見てみよう。腫瘍の増殖曲線は、指数関数ではなくゴンペルツ関数にあてはまる。その関数は、19世紀にゴンペルツが微分方程式に指数関数的な特性を抑制する項を加えて導いたものであり、グラフにするとシグモイド（S字）曲線が描かれる（図2-2）。この関数は、最初は死亡率を解析する道具として用いられていたのであるが、その後、生物の繁殖や人口動態などの解析にも有用であることがわかり、幅広く利用されてきた。

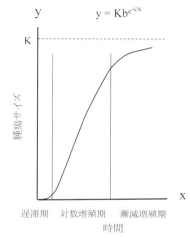

図 2-2 ゴンペルツ関数

指数関数とは異なり、ゴンペルツ関数は無制限に増大しない。y値は限りなく定数Kに近づくがK値を越えることはない．

堀 勝義．作図

増殖のステージについては、細菌の場合、遅滞期、対数増殖期、静止期、死滅期から構成される。しかし、固形腫瘍では、中心部が壊死になっても辺縁部のがん細胞は個体の死の直前まで増殖し、緩やかになるとはいえ体積の増加は続く。そこで、増殖のステージを、遅滞期、対数増殖期、および漸減増殖期に分けた。

漸減増殖が起きるのは、栄養供給が不足するなど、がん細胞を取り巻く環境側からの制約が強くなったことによる。腫瘍体積が増加するにつれて全血流量が減少するのは、壊死の増加という事実から容易に理解できる。しかし、壊死のほとんどない腫瘍辺縁部でも、腫瘍の拡大に伴って血流は減少していく。図2-3は腫瘍辺縁部（この実験では腫瘍表面から深さ5 mm以内）での血流量と腫瘍サイズとの関係を両対数グラフにプロットしたものであるが、そのことが明瞭に示されている［8］。

サイズが1cm³に満たない腫瘍では、腫瘍のどの場所を測っても50〜100 mL/min/100gもの血流量がある。正常皮下組織の血流量は平常では15〜20 mL程度なので、腫瘍は発育母地よりもはるかに多い血流量を持っていることになる。しかし、サイズが8cm³（径が約2.5cm）を超え、増殖が対数増殖から漸減増殖に移ると、血流量が5mL以下の領域、もしくは血流が一時停止した領域が多数出現してくる。

むろん、この時には中心部はすでに壊死が進行しており、血流量がゼロという部位も多く、

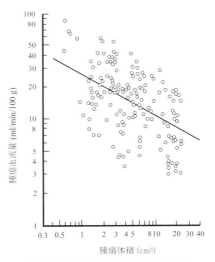

図 2-3　腫瘍サイズと組織血流量との関係

腫瘍はLY80. 組織血流量も腫瘍体積の増加に伴って低下する［$\log y = -0.4009 \log x + 1.4266$; $r = -0.52$ ($p < 0.0001$); $n = 155$］.

Hori K et al. Int J Oncol (1993) より

ひとつの腫瘍内に見られる血流の不均一性はきわめて大きなものとなっている。腫瘍が拡大することによって、なぜ組織血流量が低下していくのかということも重要な問題であり、それについては、第4章で病態生理学的な解析を加え、さらに深く掘り下げる。

2.3.2. がん細胞の種類

血流量はがん細胞の種類によって異なると考える研究者もいるが、もしそうだとすると、がん細胞が作る血管ネットワークの構造にも個性があるということになる。血流量を決定するのは腫瘍血管ネットワークの構造によるところが大きいからである。1920年代後半から1980年代前半までの間に、腫瘍血管ネットワークの構造には大きな違いはないとする研究と、がん細胞によって血管構築が異なるという研究がそれぞれ報告されてきた。

筆者も以前、腹水肝癌AH109Aと佐藤肺癌SLCを用いて、両者の血管ネットワークを比較、解析したことがある。このがん細胞は発生臓器も増殖動態もまったく異なっている。また、壊死出現の頻度や分布も大きく異なっているため、血管構築は一見すると違ったもののように見える。

　しかし、壊死がまだ顕著ではない時点の同一ステージのネットワークを比較すると、その構造は区別できないほど類似していた。

　血管の長さのヒストグラムは血管ネットワークの形を分析する手段の一つであるが、AH109AとSLCを比較するとほとんど同じであることがわかる（図2-4のBとC）。そのことは、腫瘍血流量も、壊死出現前の腫瘍で測定すると、両者にまったく違いが見られなかったことからも裏付けられた。同じ増殖ステージに統一すると、形態にも血流量にも差はほとんど見られない。

　筆者は、腫瘍血管ネットワークの構造も血流量も、がん細胞の個性が強く反映されるほどの差は出ないと考えている。しかし、対数増殖期と漸減増殖期の期間の長さには、腫瘍間においては歴然とした違いがある。漸減増殖期に入ると血流量は激減するので、この期間の長い腫瘍が、血流量の少ない腫瘍と判断されている可能性がある。

　他方、造影による臨床診断で次のような分類がある。腫瘍血管が多く写るものをハイパーバスキュラー腫瘍（hypervascular tumor）、少なくしか写らないものをハイポバスキュラー腫瘍（hypovascular tumor）とするものである。前者の代表的なものに肝細胞がん（HCC, Hepatocellular carcinoma）や腎細胞がん（RCC, Renal cell carcinoma）が、後者の代表として膵臓がん（Pancreatic cancer）があげられている。そして、膵臓がんが化学療法に抵抗性を示すのは、血流が少なく、ドラッグデリバリーが不十分であるためとする研究も報告されている［9］。この分類は、明らかにがん細胞の種類が血管密度および血流量を決めるという立場に立っている。しかし、これには増殖のステージの問題が考慮されておらず、がん細胞が血管密度を規定すると断定はできないだろう。血管密度の高さが必ずしも血流量の多さを示すものではないことについては、第3章で説明する。

第 2 章　がんに薬を運ぶ

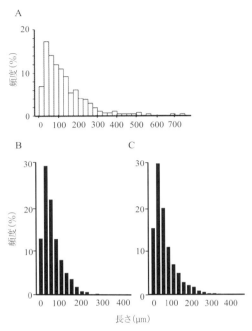

図 2-4　血管の長さの分布

分岐点から分岐点までが血管の長さ．A, 正常皮下の血管 (n = 527, 中央値 112.1μm)；B, AH109A (n = 1614, 中央値 58.2 μm); C, 佐藤肺癌 (n = 1449, 中央値 54.0 μm).腫瘍血管は正常血管より短くネットワークはより密である．AH109A と SLC のヒストグラムがほぼ同一なのは、両者の血管ネットワークが類似の構造であることを意味している．

Hori K et al. JJCR (1991) より

2.3.3. 腫瘍生育部位

　筆者らの解析では、腫瘍の生育部位と腫瘍血流量との間には相関関係が見られなかった。生育母地が高い血流量を持つ腎臓や肝臓であっても、低い血流量の皮下であっても、そこで生育する腫瘍には、腫瘍固有の血流量があった。この結果はグリノの見解と一致している。臓器内腫瘍の血流量が皮下腫瘍のものより多い傾向があるのは、腫瘍サイズにも原因がある。ラットの場合、例えば、肝臓にがん細胞が移植された場合、腫

瘍が径1cmを超えると担がん動物の多くは死に至る。他方、皮下腫瘍は径3cmにも4cmにも成長できる。大きくなりすぎることで、血流量の低下した領域が増えるのである。臓器内腫瘍の血流量が多いのではなく、サイズが径1cm以下の腫瘍の血流量が多いとも言える。

2.3.4. 腫瘍内の位置（浅部と深部）

固形腫瘍は辺縁部が新しく、中心部にいくほど古い増殖巣である。測定データは、第8章で詳しく示すことにし、ここでは、血流量は新しい増殖巣である辺縁部の方が高いという事実を述べるにとどめる。がん細胞の増殖は、腫瘍と宿主組織との境界領域付近で活発であり、腫瘍血管ネットワークが拡大し続けるのも主としてその部分である。エネルギー要求量の高い領域の血流量が多いというのは自然である。

2.3.5. 時間

筆者らは、同一腫瘍内の同一部位の血流量を継時的に計測した。一般に、対数増殖期には血液の流れが途絶えることはない。しかし、測定開始時の血流量を100％とすると、5時間ないし6時間の間に、±10％くらいの変動は常に計測された。つまり平常血圧下でのこの程度の変化は常態といえる。同一腫瘍で、2cm以上離れた2か所の血流を同時に測定すると、多くの場合、血流変動の波は同調していた。しかし、頻度は高くはないが、ある領域の血流量が増加する時に、別の領域の血流量が低下するという、逆のパターンも測定された。

漸減増殖期になると、測定開始時に存在していた腫瘍血流が、数時間後に停止することがあった。逆に、停止していた血流が、数時間後に再開通する領域も認められた［10］。図2-5はその一例である。

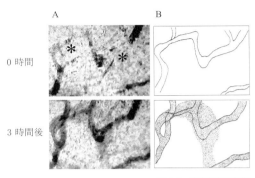

図 2-5　腫瘍循環の再開

A. 生体観察像
　撮影開始時（0 時間）には腫瘍血流は停止（＊）していたが、3 時間後に全面開通した．
B. Aのトレース
　トレースのドットは流れのある部分を示す．
　腫瘍には可逆的な血流停止部分が含まれている．

Hori K et al. JJCR (1991) を改編

　さらに、筆者らは、一日単位のリズム（サーカディアンリズム）で血流量が大きく変化することを発見した[11]。夜間の腫瘍血流量の平均値は、昼間の約 2 倍に増加した。腫瘍血流量のサーカディアンリズムについては、第 4 章の 4.6. で説明する。

2.4. 腫瘍血流量を増やす試み

　腫瘍血流量の測定に成功したグリノは、腫瘍血流を増量させようとする実験を行なっている[3]。その手段として血管作動物質のエピネフリンを用いている。これは、抗がん剤の到達量を増やそうという、明確な医学的意図を持った試みであった。しかし、エピネフリンで血圧を 90 から 150 mmHg に上げると、腫瘍血流量は約 3 分の 1 に低下するという期待外れの結果に終った。この実験が契機となり、多くの研究者が、様々な血管作動物質を用いて腫瘍血流量を増量させようとした。しかし、ほとんどの物質は腫瘍血流に変化をあたえないか、あるいは血流量を減少させる方向に働いた。治療に応用できるような物質はなかなか見つからなかった。

2.5. アンジオテンシンⅡで腫瘍血流だけを増やすことができる

　1977年、鈴木らは、昇圧物質アンジオテンシンⅡで腫瘍血流が選択的かつ著明に増量することを発見した[12]。当時、微小循環の研究領域では、血流の自動調節の研究が盛んに行なわれており、特に、血圧変動があっても一定の範囲内であれば、血流量は一定に保たれるという現象が、脳循環の分野で注目されていた。血流量のオートレギュレーション（自動調節）である。鈴木の着想はグリノの研究の延長線からではなく、腫瘍の血流量にはオートレギュレーションがかかっているかどうかという斬新な発想からスタートしている。そして、腫瘍と正常組織の血流量がアンジオテンシンⅡによってどう変化するかが測定され、画期的な発見へとつながった。

　その結果を図2-6に示す。皮下に移植した腫瘍（AH109A）では、アンジオテンシンⅡで全身血圧を100から約150mmHgに上げると、血流量は著明に上昇した（図2-6A）。ラット透明窓法（後述）で顕微鏡下の生体観察を行うと、腫瘍血流が増量する瞬間を目で捉えることができる（図2-6B）。

　一方、正常臓器・組織（肝臓、脳、骨髄、皮膚）では、アンジオテンシンⅡで平均血圧を100から150mmHgに上げても血流量は増加しなかった（図2-6C）。肝臓、脳、骨髄ではオートレギュレーションがかかっており、血流量は一定に保たれている。

　ここで見出された腫瘍選択性は、腫瘍にだけ薬の到達量を増やし（選択的なドラッグデリバリー）、副作用を助長することなく治療効果を亢進できるという重要な意味を持っている。

　図2-7は、さらに、水素クリアランス法で絶対血流量の変化を見たものである。皮下、筋肉、肝臓内で増殖する腫瘍に対し、アンジオテンシンⅡはいずれも腫瘍血流量を大きく増加させている[13]。

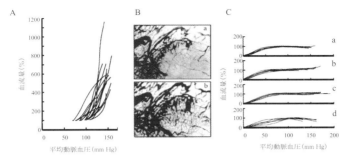

図 2-6 アンジオテンシン II による腫瘍血流の選択的増量
A. 腫瘍血流の増量（熱電対法による）．腫瘍は AH109A．
 アンジオテンシン II で血圧を 100 から 150mmHg に上げると，腫瘍血流量は平均 5.7 倍に上昇した．
B. 微小増殖巣での血流の増量．a，平常血圧（90mmHg）；b，アンジオテンシン II 昇圧（160mmHg）．
C. a，肝臓；b，脳；c，骨髄；d，皮下組織．正常組織の血流はアンジオテンシン II で増量しない．

Suzuki M et al. JNCI (1981) より改編

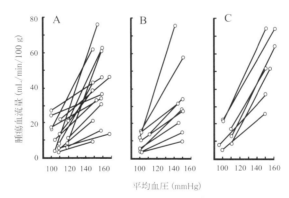

図 2-7 アンジオテンシン II による腫瘍血流量変化
がん細胞，AH109A. A，皮下腫瘍；B，筋肉内腫瘍；C，肝臓内腫瘍．
皮下以外で生育する腫瘍も，アンジオテンシン II で血流量は著明に増加する．

Suzuki M et al. Cancer Metastasis Rev (1984) より

　次に、この現象が移植腫瘍だけでなく、自家原発腫瘍にも起こるかどうかを検討した。現在ではここまで念入りな実験は行われなくなっているが、患者のがんは自家原発腫瘍という観点からのモデル実験である。自家原発腫瘍は、発がん剤のメチルコラントレンをドンリュウラットの

皮下に注入して発生させた[注2]。この腫瘍では、ダブリングタイム（腫瘍の体積が倍の大きさになるのに要する時間）の平均値は25日、遅いものでは40日という長さである。筆者らが用いた移植腫瘍のダブリングタイムは1.7から2.5日くらいなので、原発腫瘍の増殖がいかにゆっくりしたものであるかがわかる。その原発腫瘍においても、アンジオテンシンIIで例外なく腫瘍血流は増量した（図2-8）。

また、透明窓内で増殖する腫瘍を微小増殖巣のモデルとし、アンジオテンシンIIの効果を観察したが、微小腫瘍でも血流が著明に増量することは図2-6Bで見たとおりである。

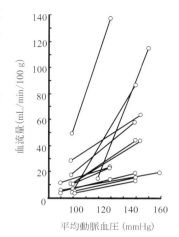

図2-8 自家原発腫瘍の血流量変化

自家原発巣の血流量もアンジオテンシンII昇圧により例外なく増加した．
Suzuki M et al. Sci Rep Res Inst Tohoku Univ-C (1989) より

以上をまとめると、アンジオテンシンII昇圧による腫瘍血流の増量は、腫瘍の生育場所に関わらず、移植腫瘍か自家原発腫瘍かに関わらず、増殖速度に関わらず、また腫瘍のサイズに関わらない普遍性を持っている。このことは、微小転移巣を含む体の中のあらゆるがんが、腫瘍血流の増量による抗がん剤到達亢進の対象になることを意味している。

次に、腫瘍血流の増量は、血圧上昇が原因であるかどうかを、主としてカテコールアミン系の昇圧剤を中心に検討した。その結果、ドパミンのような例外はあるものの[14]、大部分の昇圧剤では、腫瘍血流量は大

注2）オリーブ油に溶かしたメチルコラントレンをドンリュウラットの皮下に注入すると、3か月から半年くらいの間に、注入部位から自家原発腫瘍が発生する。この腫瘍はゆっくりと増殖を続け、体重の40％くらいを占める重量にまで成長しても転移は起こらない。このことから判断すると、この腫瘍は良性腫瘍であるのかもしれない。いずれにしても、腫瘍血管に血流量の制御機構が備わっていないということである。

きな変化を示さないか、あるいは低下した。これにより、アンジオテンシンⅡによる腫瘍血流の増量は、血圧の上昇そのものに第一義的な意味があるのではないと結論できる。圧−血流量関係を調べる中で、エピネフリンとメトキサミンがアンジオテンシンⅡと対照的、かつ特徴的な血流量変化をすることがわかった。ここでは、そのことだけを述べるにとどめ、詳細は第4章に譲りたい。

2.6. 昇圧化学療法

　筆者らは、アンジオテンシンⅡによる腫瘍血流増量の解析と並行して、その原理に基づいた化学療法の基礎実験を行なった。図2-9はその治療効果である。昇圧化学療法で14匹のラットのうち5匹が完全治癒し、単独群に比べ、統計学的に$P < 0.0009$という高度に有意の延命効果が認められた[注3]。これが、がん化学療法におけるドラッグデリバリーの重要性を実証した世界最初の実験である。ただし、感受性のある抗がん剤が使用された場合という条件が付く。上記のAH272にマイトマイ

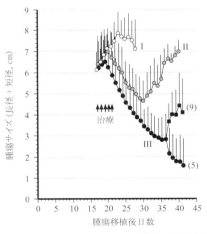

腫瘍は吉田腹水肝癌 AH272．治療は5日間連続．
Ⅰ. 無処置群（n = 8）；Ⅱ. マイトマイシンC単独群（n = 8）；Ⅲ. アンジオテンシンⅡ + マイトマイシンC併用（昇圧化学療法）群（n = 14）．
昇圧化学療法に著明な腫瘍縮小効果があり、14匹中5匹が完全治癒した．Ⅱ群とⅢ群との腫瘍増殖抑制効果には高度の有意差があった（$p < 0.0001$, Repeated measures ANCVA）．

Suzuki M et al. JNCI (1981) から

図2-9　昇圧化学療法の治療効果

シンC（MMC）[注4)]に感受性が高いという組合せであった。抗がん剤はMMCのままで腫瘍にAH109Aを用いると、有意の増殖抑制効果はあるが、延命には至らなかった。AH109Aに対するMMCの感受性が弱いことがその理由である。感受性のある薬との組合せがあってはじめて、ドラッグデリバリーは威力を発揮する。このことはがんの化学療法に限らず、細菌の化学療法も同じである。

　この基礎研究は、がんに選択的な治療法が開発されたとして、国内外から注目を集めた。そして、東北大学抗酸菌病研究所（現加齢医学研究所）の佐藤、涌井らによって、昇圧化学療法として臨床試験が行われた[15]。延命効果を含まない当時の判定基準で有効性が示され、アンジオテンシンIIは厚生省（現厚生労働省）から新薬に認可された。しかし、多くの場合、腫瘍増殖抑制効果はあっても顕著な延命効果にまでは至らなかったようである。臨床成績は動物実験の結果と一致した形となっている。アンジオテンシンIIによって腫瘍血流量が選択的に増量するという現象は、現在、ナノテクノロジーの領域で論文引用が続いている[16-19]。

　筆者らは、研究の次のステップとして、アンジオテンシンIIで腫瘍血流が増量するメカニズムの解明を目指した。そして、まず、腫瘍血管ネットワークの構造と、それがどのようにして形成されてくるのかについての研究を始めた。アンジオテンシンIIで、腫瘍血管をそのように機能させる構造が必ずあるはずだと考えたからである。

　第3章「がんのライフライン―腫瘍血管ネットワーク」では形態学的側面から、そして第4章「腫瘍の病態生理」では機能的な側面から、腫瘍血管の解析進めていく。

注3）出版された論文 J Natl Cancer Inst (1981) には、延命効果には有意差はなかったと記述しているが、これは誤りであった。再計算の結果、統計学的に高度の有意性（$P < 0.0009$）が算出された。一番肝心なところで間違っていたことが悔やまれる。

注4）マイトマイシンCは、この実験を行なった当時は、臨床で使用される代表的な抗がん剤の一つであったが、今ではほぼ完全に臨床の場から消えたということである。

文献

[1] Goldmann E (1907) The growth of malignant disease in man and the lower animals, with special reference to the vascular system. Proc R Soc Med 1: 1-13

[2] Gullino PM & Grantham FH (1961) Studies on the exchange of fluids between host and tumor. II. The blood flow of hepatomas and other tumors in rats and mice. J Natl Cancer Inst 27: 1465-91

[3] Gullino PM & Grantham FH (1962) Studies on the exchange of fluids between host and tumor. III. Regulation of blood flow in hepatomas and other rat tumors. J Natl Cancer Inst 28: 211-29

[4] Grayson J (1952) Internal calorimetry in the determination of thermal conductivity and blood flow. J Physiol (London) 118: 54-72

[5] Aukland K et al (1964) Measurement of local blood flow with hydrogen gas. Circ Res 14: 164–87

[6] Jain RK & Ward-Hartley KA (1984) Tumor blood flow characterization, modifications, and role in hyperthermia. IEEE Trans Sonics Ultrasonics SU-31: 504-26

[7] Vaupel P (1991) Tumor Blood Flow. Blood Perfusion and Microenvironment of Human Tumors: Implications for Clinical Radiooncology (M. Molls & P. Vaupel eds.). Springer-Verlag Berlin Heidelberg. pp 41-5

[8] Hori K et al (1993) Functional characterization of developing tumor vascular system and drug delivery(Review). Int J Oncol 2: 289-96

[9] Olive KP et al (2009) Inhibition of hedgehog signaling enhances delivery of chemotherapy in a mouse model of pancreatic cancer. Science 324: 1457-1461

[10] Hori K et al (1991) Fluctuations in tumor blood flow under normotension and the effect of angiotensin II-induced hypertension. Jpn J Cancer Res 82: 1309-16

[11] Hori K et al (1992) Circadian variation of tumor blood flow in rat subcutaneous tumors and its alteration by angiotensin II-induced hypertension. Cancer Res 52: 912-16

［12］ Suzuki M et al (1981) A new approach to cancer chemotherapy: Selective enhancement of tumor blood flow with angiotensin II. J Natl Cancer Inst, 67: 663-9

［13］ Suzuki M et al (1984) Functional characterization of the microcirculation in tumors. Cancer Metastasis Rev 3: 115-26

［14］ Tanda S et al (1994) Effects of intravenous infusion of dopamine on tumor blood flow in rat subcutis. Jpn J Cancer Res 85: 556-62

［15］ Sato H et al (1981) Induced hypertension chemotherapy of cancer patients by selective enhancement of drug delivery to tumor tissue with angiotensin II. Sci Rep Res Inst Tohoku Univ –C 28: 32-44

［16］ Nehoff H et al (2014) Nanomedicine for drug targeting: strategies beyond the enhanced permeability and retention effect. Int J Nanomed 9: 2539-55

［17］ Maeda H et al (2016) A retrospective 30 years after discovery of the enhanced permeability and retention effect of solid tumors: next generation chemotherapeutics and photodynamic therapy—problems, solutions, and prospects. Microcirculation 23: 173-82

［18］ Lu Y et al (2017) Bioresponsive materials. Nature Rev Materials 2 doi:10.1038/natrevmats.2016.75

［19］ Atukorale PU et al (2017) Vascular targeting of nanoparticles for molecular imaging of diseased endothelium. Adv Drug Deliv Rev 113: 141-56

第3章

がんのライフライン
―腫瘍血管ネットワーク

3.1. 腫瘍血管

腫瘍血管とは固形腫瘍の内部に生じてくる血管のことであり、がん細胞のライフラインとして働いている。それは、通常、正常血管とは著しく異なっており、蛇行が見られ、形も不揃いである。初期増殖巣でも血管径は数マイクロメーター（以下μm）から数十μmにおよび、大きな幅がある（図3-1）。そして、腫瘍の増殖が進展すると、さらに変形を重ねていく。腫瘍血管の形態と機能には様々な特徴が見られるが、ここでは血流量の調節と物質移行の観点から、血管壁の構造と内皮細胞間の接合に焦点を絞り、話を進めていく。

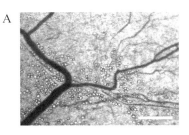

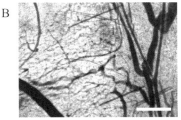

図 3-1　正常血管と腫瘍血管

A. 正常皮下の血管.
B. 皮下に移植した腫瘍が誘導した血管.
腫瘍は AH109A. スケールは A と B 共に 500μm.
腫瘍血管新生については、3.3.3. 以降で説明する.

堀 勝義 & 鈴木磨郎. アンギオテンシン昇圧化学療法.
図説臨床「癌」シリーズ No.31 癌の新しい局所治療（メジカルビュー社）より改編.

3.1.1. 構造

腫瘍血管は、基本的には、真性毛細血管（true capillary）と構造の組成が同じである。主として内皮細胞から成り立っているが、部分的に壁細胞が存在する場合があり、それに血管周囲の結合組織が加わる。それは径が50-150 μmの太さに拡大した血管でも同じである［1］［2］。

2000年のはじめ頃までは、腫瘍血管の周りには周細胞や平滑筋細胞などの壁細胞はほとんど存在しないと思われてきた。しかし、免疫組織化学の進歩で細胞を識別する技術が格段に向上した結果、固形腫瘍内に壁細胞が多数存在することがわかった。森川ら［3］は壁細胞のマーカーとしてα平滑筋型アクチン（α-SMA）とデスミン（desmin）を用いて、そ

のことを明確に示した。

　これらの壁細胞は、腫瘍に巻き込まれた既存の血管に由来するのか、腫瘍内で増えたものなのか、あるいは腫瘍外から来たものなのかは明らかではない。しかし、その由来がいずれであったとしても、それらは内皮細胞とゆるくくっついているか、血管の周りに散在するだけであり、正常血管のように内皮細胞と一体化した緊密さはない。したがって、腫瘍血管には形を維持し、安定化させるような構造はなく、機能的には受動血管の性格が強いというこれまでの考え方を変更する必要はない。受動血管とは、能動的な収縮で血流量を調節することができず、血流が増えてくれば拡大し、血流が減れば縮小する血管のことである。

3.1.2. 内皮細胞接合部

　電子顕微鏡による観察で、血管の内皮細胞接合部の微細構造は、連続型、有窓型、不連続型の3つに分類されている[4]（図3-2）。Aの連続型は、典型的には筋肉や皮膚などに見られ、内皮と内皮の間は著しく狭い。Bの有窓型で窓が閉じたタイプは腸管や内分泌腺の血管に、窓がオープンになったタイプは腎糸球体の血管に認められる。そして、内皮細胞間に間隙のある不連続型Cは、肝臓、脾臓、骨髄などの類洞様の血管に多く見られる。物質の通り易さは、形態が示すとおり、C、B、Aの順である。

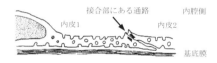

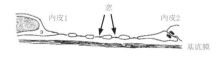

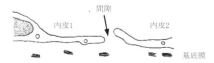

図 3-2　毛細血管内皮接合部の型

説明本文.

Majno G. Handb Physiol Chapter 64 (1963) [4] の図を参考に作図

一方、腫瘍血管の内皮には有窓構造が多く［5］、正常と比べ、内皮細胞間に、より大きな間隙がある［6-8］。有窓構造は後述の血管内皮増殖因子 VEGF（vascular endothelial growth factor）で増加し［5］、VEGF阻害剤で消失することもわかっている［9］。

　また、VVO（vesiculo-vacuolar organelle）など、透過性に関係する細胞内小器官が、数とサイズで、正常の内皮細胞より大きく上回っていることが報告されている［10］。さらに、腫瘍血管の基底膜は厚さが様々であり、数層になっている部分もある。これを、新生しては消える腫瘍血管のリモデリングの痕跡と考える研究者もいる［11］。より異常な血管になると、基底膜が広い範囲で欠落している。これらの形態はいずれも、高い血管透過性の構造的根拠となるものである。

　しかし、このように、腫瘍血管の構造がきわめて異常なものとして記載されているのは、正常とは極端にかけ離れた終末期の腫瘍血管が、観察材料としてサンプリングされていることにも理由があると思われる。電顕による研究は、組織内での観察範囲がきわめて狭い。正常と腫瘍の差を明確に示すため、どの腫瘍血管を選ぶかというところで、研究者によるサンプリングバイアスがかかる危険性があることに注意が必要である。

　3.3.3.で説明するが、腫瘍血管ネットワークの形成は、既存の血管の変形からはじまり、成熟することなく不可逆的に壊死に移行していくことが大きな特徴である。それゆえに、初期には、形態的にも機能的にも限りなく正常血管に近い腫瘍血管が多数存在する。そのような腫瘍血管では、透過性は正常の毛細血管とさほど変わらないことを第5章で示そうと思う。

3.2. 血管新生と要因

　ここで、簡単に、血管新生の研究の歴史的経緯をふり返ってみよう。腫瘍の増殖と共に、腫瘍血管は著しく数を増す。この血管新生にどのような要因が関与しているのかという問題は、古来、多くの研究者の関

心を集めてきたところである。そして、発生学や腫瘍の研究をとおして、メカニカルファクター（機械的な要因）とケミカルファクター（化学的な要因）が二大要因として注目された。それについて、説得力があり、影響力を持ってきた研究を紹介する。

3.2.1. メカニカルファクター

19世紀末から20世紀初頭にかけて、血管新生にはメカニカルファクターが重要であるという論文が多数発表されている。その代表が、トーマ（Thoma）[12]とルー（Roux）[13]の研究である。

トーマはニワトリ胚の卵黄囊で発育する血管の様子を詳細に観察し、その所見を次のように要約している。これをトーマの法則とよぶ研究者もいる。①血管のサイズは血流量で決まる。②血管の長さは周辺の組織が血管壁にかける縦方向の力に支配される。③血管壁の厚さは血管圧に依存する。④毛細血管の圧上昇が血管新生へと導く。つまり、血管新生を促すのはメカニカルファクターであり、新生血管は圧力の高い毛細血管から生じるとしている。

一方、ルーも血管新生におけるメカニカルファクターの重要性を論じたが、その役割についてはトーマとやや見解を異にしている。ルーは、血管壁は血流などによって生じる摩擦が最小になるように反応すると考え、血管の形や方向性を決めるのがメカニカルファクターの役割であるとしたのである。近年、ベジャン（Bejan）[14]が流れのシミュレーションを行い、形は流れの抵抗を少なくするように進化していくと結論づけているが、ルーの考えはこれを予見していたかのようである。

1920年代に、クラーク（Clark）は[15]、オタマジャクシの尻尾を用いた観察で、血流量の豊富な血管は益々発達し、血流が少なくなった血管、あるいは血行が停止した血管では退縮するものが多いことを明らかにし、トーマの学説を支持した。その後は、次項で述べるケミカルファクターへと学問の流れが徐々に変わっていくが、1990年代に、ヒュードリカ

(Hudlicka)は、ラットの骨格筋に電気刺激を与え、血流を増やし続けると血管が増加してくることを示し［16］、メカニカルファクターを再評価している。

筆者らも［17］腫瘍血管ネットワークの形成過程を観察し（後述）、トーマの学説、およびクラークの所見を支持する結果を得ている。腫瘍血管でも、血流に勢いのある部位、すなわち血管圧の高い部位で新生や変形が著しく、血流の乏しい血管、あるいは流れの停止した血管は退縮することが多い。血流の多い部位では、血管ネットワークの形とサイズは時間と共に変わっていく。一方、最初に血流があり、それが途中で停止した領域に焦点を合わせて観察をすると、12時間以上経過したあとで血流が回復した時に、ネットワークの形状とサイズにほとんど変化が見られなかったという興味深い所見が得られた。血管を引き伸ばし、ネットワークの形を変えるにはエネルギーが必要である。血流はそのための運動エネルギーそのものと考える。生体では、血流がなくても血管の内皮細胞が勝手に動き出すことはなさそうである。

また、隣り合った血管の一方が発達し、もう一方が退縮するという現象も観察した。隣接する血管は、次に述べるケミカルファクターの質と量に関しては、ほぼ同じ条件下にさらされているはずである。この場合には、血流というメカニカルファクターが、血管の形や運命を左右する大きな要因となったことは間違いないだろう。

3.2.2. ケミカルファクター

トーマとルーはメカニカルファクターの重要性を論じる一方で、ケミカルファクターが存在する可能性についても言及し、それを含めた血管新生のプロセスを考えている。

トーマは、器官あるいは組織で、ある種の代謝産物が増加することにより毛細血管の圧力が上昇し、それが内皮の発芽を促すと推測した。一方、ルーは、トーマと同様、組織の代謝産物の中に毛細血管の増殖を促

進する物質があると考えたが、それが直接内皮細胞を刺激するとしたところがトーマと異なっているところである。ケミカルファクターが引き金となって血管新生がはじまるが、構築される血管ネットワークの形、サイズ、および方向性を決めるのは、ルーが言うように、血流や血管圧のようなメカニカルファクターではないだろうか。

腫瘍血管の研究領域では、1939年にイデ（Ide）ら[18]がはじめてケミカルファクターについてふれている。彼らは、ウサギの耳介透明窓（透明窓については3.3.2.で述べる）にブラウン・ピアース（Brown-Pearce）腫瘍を移植し、生きた腫瘍血管を観察した最初の研究者である。腫瘍血管についての詳細な観察所見を記述すると共に、拡散距離がそれほど広範囲にまで及ばない血管増殖刺激因子が、腫瘍の中に存在するのではないかという考察をしている。

1968年、グリーンブラット（Greenblat）とシュービク（Shubik）は[19]、実際に、腫瘍血管の増殖に液性因子が介在している可能性が高いことを示した。彼らはハムスター頬袋に透明窓を着装し、液性成分は通過するが、細胞は通さないヌクレポアフィルターで、がん細胞と間質を隔てた。この条件下でも、血管新生が認められたことで、液性因子が存在するという仮説がより確かなものになった。彼らは、実験結果を次のように要約している。①血管新生の条件として、がん細胞と間質が直接接触している必要はない。②血管新生はがん細胞の移植片から1ミリメータを越えない範囲で起こる。③熱処理で死んだがん細胞を移植すると、新生血管はできにくい。彼らは、がん細胞によって産生され、熱に不安定な液性因子が腫瘍血管新生を促すと結論した。

1970年代に入り、腫瘍血管新生の研究に大きな影響を与えたのがフォークマン[20]である。フォークマンの考えがそれまでの考えと大きく異なるところは、「腫瘍増殖は腫瘍血管に依存する」という仮説をより前面に打ち出し、それまで脇役の扱いだったものを、主役にもってきたことである。フォークマンの仮説については、本章の3.4.でさらに考察を深めたい。

この仮説の影響を受けて、多くの研究者が、腫瘍血管新生を促す物質を単離することに力を注いだ。そして、1980年代後半になって、血管内皮に特異的に作用する増殖因子VEGFがフェラーラ（Ferrara）ら［21］によって発見され、引き続き、VEGFの主要レセプターであるKDR（VEGF 2型受容体）［22］が発見された。VEGFは、サンジェ（Senger）とドヴォラク（Dvorak）ら［23］が1983年に発見していた血管透過性因子VPF（vascular permeability factor）と同一物質であることが、のちに判明する［24］。ドヴォラクらは腫瘍血管新生にも見識があり、血管透過性の亢進がその重要な第一歩と考えている［25］。これらの発見が契機となり、現在までに、血管新生を促進、あるいは抑制するとされる物質が多数見出されている。

3.2.3. 腫瘍血管形成の中心はどこか

　腫瘍血管は既存の血管を足場に生じるということについては、コンセンサスが得られている。しかし、それが具体的に微小循環系のどこから生じるのかについては、議論が止まったままである。血管新生の分子メカニズムの解明に研究の重点が移り、この問題には以前ほど関心が集まらなくなったことがひとつの理由である。しかし、腫瘍血管形成の中心がどこかという問題は、この本に記載した腫瘍血流の増量や遮断の微小循環メカニズムを知る上で、解明が不可欠である。

　ここでは、血管形成の中心は静脈側か動脈側かという点に絞り、議論を進める。この問題の解決には、顕微鏡の解像力と粘り強い観察がものをいう。高倍率で、しかも、長時間の定点観察を行う以外に方法がないからである。この問題について、これまでの文献を参考にしながら、筆者の見解を述べていくことにしたい。

3.2.3.1. 静脈説

　文献では、腫瘍血管は静脈系の血管から生じるという報告が圧倒的に多い。静脈説は、角膜に移植されたがん細胞が誘導する腫瘍血管の生体観察、ハムスター頬袋に移植された腫瘍の生体観察による研究の影響が大きい。

　ウサギの角膜を観察の場として用いたギンブローン（Gimbrone）ら[26]は、角膜輪部（corneal limbus）の血管（limbal vessel）と腫瘍が多数の新生血管でつながっている観察像を示した。それを見て、多くの研究者は、腫瘍血管は静脈から発芽し、それが腫瘍に向かって伸びていると考えたようである。ウサギの角膜の生体観察は、実体顕微鏡あるいは眼科用のスリット顕微鏡で行われている。つまり、総合倍率30倍くらいで行う生体観察である。この観察は解剖学的な制約があることから、透過光を用いる生体顕微鏡の観察と比べると、解像力は劣る。したがって、この倍率では、径10μm以下で、しかも血流速度の速い初期の腫瘍血管を捉えることはきわめて難しい。筆者の経験では、そのような血管は、「必ずそこにあるはずだ」という目で見ないと見逃すことが多い。

　ラットの角膜に吉田腹水肝癌AH109Aを移植すると、ウサギと同様、角膜輪部の血管と腫瘍が新生血管でつながっている状態を観察することができる。もし、一時点だけの静止画像を見ただけならば、筆者も、腫瘍血管は静脈叢から発芽し、腫瘍に向かって血管が伸びていくと判断したかもしれない。

　しかし、血流の方向に着目すると、これら目立った太さの血管の血液は、すべて腫瘍から輪部の方向に流れている。蛍光造影剤を静脈内投与すると、そのことがよりはっきりする。まず、腫瘍に向かう細動脈に蛍光が現れ、次に、静脈叢につながるブラシ様の腫瘍血管に蛍光色素が流れ去る。ブラシ様の血管が、静脈叢から発芽し、腫瘍に向かっているものだとすれば、実際に観察される血液の流れの方向を説明することはできない。

蛍光色素を流すと、径2mmくらいの大きさの角膜内腫瘍では、通常、細動脈1本に対し、静脈叢に還る腫瘍血管は8〜10本くらいの割合であることがわかった。つまり、角膜の腫瘍で血管が目立ち始めた時には、細動脈はすでに腫瘍内に達しており、腫瘍を灌流した血液がこれらの血管に戻ってきているのである。

角膜は、既存の血管が存在しない、生体でも特殊な場所である。筆者の観察では、ここでの新生血管網の構築は、細動脈を含む微小循環システム全体が腫瘍に接近していくところから始まる。血管が目立ってくるのは、皮下透明窓内の腫瘍に見られるのと同様、腫瘍の全血流量が増加したことに対応して、ドレイン（血液を排出する役割の血管）が発達してくるからである。

もう一つ、ウォーレン（Warren）とシュービク（Shubik）[27]のハムスター頬袋の透明窓を用いた生体観察がある。この観察は透過光で行われているが、総合倍率が約30倍（接眼レンズが8倍、対物レンズが3.8倍）の観察であり、拡大率は大きくない。それで、研究報告は、「腫瘍血管ネットワーク形成に対する静脈の寄与度は、形成初期からかなり高い」と述べる一方で、動脈側からの新生についてはほとんどふれられていない。

これらは一例である。腫瘍血管が新生しやすい部位は、細静脈および後毛細血管静脈（postcapillary venule）などの静脈系であり、細動脈支配を受けるのはそのあとであるとする報告は多い。

筆者は、細静脈からの新生はどの程度のものかを確かめるために、腫瘍に最も近い細静脈に焦点を当て、経時的観測を行ったことがある。その結果、腫瘍が増殖しても、細静脈から新たな分岐が生じることは少なく、もともと存在していた分岐が腫瘍に巻き込まれた段階でつぶれ、消滅することが多かった。細静脈からの新生も皆無ではないが、その頻度はきわめて小さいものである（図3-3）。

第Ⅰ部　ドラッグデリバリー

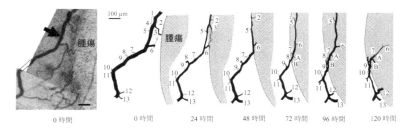

図 3-3　細静脈からの血管新生の確認

腫瘍は AH109A. 腫瘍の近くの細静脈（矢印，血管径 30-40 μm）の分岐に番号を付け，腫瘍増殖により分岐数がどう変わるかを観察．
腫瘍に巻き込まれた段階で，潰れ消滅する血管が多い．この例では，72 時間後に，A と B で示す新たな分岐が生じたが，新生の頻度は低い．同様の所見は，多くの観察例で認められた．

Hori K et al. JJCR(1990)より

3.2.3.2. 動脈説

　腫瘍の初期増殖における細動脈の役割を知ることができるかどうかは、最も末梢にある径10 〜 15 μm の細動脈や、毛細血管をもれなく捉えることができるかどうかにかかっている。そのためには、観察の対象となる組織の厚さは可能な限り薄いことが条件となる。

　20世紀の初頭に、多くの研究者が、カメラルシダ（鏡やプリズムで投影された像を写しとる光学装置）法で、血管を取り囲む周細胞や平滑筋細胞まで鮮明にトレースすることができたのは、おたまじゃくしのしっぽや腸間膜など、十分に薄い正常組織を使用したからである。

　腫瘍の研究では、透明窓を使用しなければならないため、組織が厚くなりがちで、観察が難しくなる。これが、動脈説を主張する論文が少なかった理由のひとつと考えられる。

　エディー（Eddy）とカサレ（Casarett）［28］は、ハムスターの頬袋に装着した透明窓を用い、静脈からの発芽が観察されるとしながらも、末梢の細動脈末端付近で毛細血管が噴水のように生じていることを見ており、この血管新生を噴水型（fountain type）と記している。

　筆者もラット透明窓で同じ所見を観察している。ラット皮下では、通

常、終末細動脈が終末部で2ないし3本の毛細血管に分かれていくのだが、腫瘍が存在すると分岐の数が大きく増加する。その新生血管を流れる血液の速度はいずれも、赤血球を探知できないほど速い。そして、その流れの道筋が、終末細動脈の終末部を起点に噴出しているように見えるのである。

新生する場所の問題は、腫瘍血流増減のメカニズムと深く関わっているので、3.7.であらためて説明し、筆者らが動脈説をとる根拠を述べる。

3.3. 腫瘍血管ネットワークの形成

腫瘍血管が正常血管と大きく異なっているという印象は、血管一本一本の比較によってではなく、ネットワーク構造全体の比較による場合が多い。このセクションでは、腫瘍血管ネットワークが、正常と比べて、何がどのように違うのかを見ていこうと思う。異常を論じるには、まず正常がどのようなものかを知る必要がある。以下に、様々な組織を材料として用い、緻密な観察と解析で正常の血管パターンを描出した先駆者の業績を紹介する。

3.3.1. 正常組織の血管ネットワークパターン

正常の血管パターンの観察は、1920年代から50年代にかけて数多く報告されている。中でも、チェンバースとツヴァイファッハ（Chambers & Zweifach）[29]が提唱した中心通路型パターン（central channel pattern）（図3-4）に強い影響力があった。カエル、ラット、イヌの腸間膜で精密な比較解剖が行われ、それを基に樹立されたモデルである。それは、末梢の細動脈と細静脈の間には優先する血行路（中心通路、thoroughfare channel）があり、真性毛細血管（true capillary）はそこから枝分かれをしているというものである。真性毛細血管の血流が停止しても、このチャンネルだけは常時機能している。

第Ⅰ部　ドラッグデリバリー

　ツヴァイファッハはまた、末梢の細動脈から中心通路を経て集合細静脈に至る範囲が、形態的にも機能的にもひとつのユニットになっていることを明らかにする。そして、これを「微小循環単位」と名付けた。大きく広がっている血管ネットワークも、微小循環単位の集合体というわけである。合理的に血流を組織に分配するための、また、非常事態に危険を分散する自然の形なのだろう。筆者は、腫瘍血管ネットワークにも微小循環単位が存在することを見出したが、それについては3.7.4.で説明する。

　一方、ニコルとウエッブ（Nicoll & Webb）[30]はコウモリの翼で（図3-5）、ルッツとフルトン（Lutz & Fulton）[31]がハムスターの頬袋で観察した血管パターンには、優先血行路の存在が明らかではなかった。このパターンは、一番末梢側にある動脈［ビーデマン（Wiedeman）[32]のいう終末細動脈（terminal arteriole）］が、直接毛細血管に分かれ、毛細血管ネットワークを経たあと、流れが集合細静脈に集束していくものであり、シンプルネットワークパターン（simple network pattern）と分類されている。このほかに、肝臓、骨髄、脾臓などの毛細血管は類洞構造

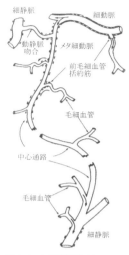

図3-4　中心通路型パターン

カエル、ラット、イヌの腸間膜の比較解剖に基づく模式図．
説明は本文．

Chambers R & Zweifach BW. Am J Anat (1944) より

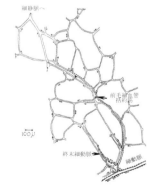

図3-5　シンプルネットワークパターン

コウモリの翼の生体観察．
終末細動脈の終末部から直接毛細血管に分岐していくパターン．その時々の主要流路は存在するが、不変の優先血行路は存在しない．

Nicoll PA & Webb RL. Ann NY Acad Sci (1946) より

を持つため、洞型（sinusoids pattern）とよばれることがある。

　このように、正常血管の走行は臓器で異なったパターンを示し、いくつかに分類できる。しかし、どの臓器の微小循環システムにも共通しているのは、細動脈、真性毛細血管、細静脈をはっきりと区別できることであり、ツヴァイファッハのいう微小循環単位が存在することである。また、細動脈、細静脈には、解剖学的な位置と構造に基づいた階層構造が認められる。

3.3.2. 顕微鏡下の生体観察—透明窓法

　腫瘍血管の生体観察には、筆者も含め、多くの研究者が透明窓を用いてきた。ここで、透明窓開発の歴史を、簡単に記しておこう。

　透明窓は皮下組織などにアクリル樹脂やガラス製の透明プレートをはめこみ、顕微鏡下で微小循環を直接観察する装置である。1924年にサンディソン（Sandison）が［33］ウサギの耳に取り付けた耳介透明窓[注1)]が最初の報告であり、以後、アーガエル（Algire）［34］がマウス皮下透明窓を[注2)]、サンダースとシュービク（Sanders & Shubik）ら［35］がハムスターの頬袋透明窓を、そして、山浦ら［36］がラット皮下透明窓[注3)]を開発している。

　筆者が用いた透明窓は山浦のサンドイッチ式透明窓がオリジナルである。開発者の山浦から原理、装着法について、研究指導を受けた。その後、サンドイッチ式という仕組みだけを残し、デザインを一新した。設

注1) ウサギは実験動物として大きすぎるという点、また、実験に使用できる腫瘍系はほとんどVX2腫瘍に限られるという点が大きな弱点である。筆者もこの腫瘍を用いて実験を行なった経験があるが、手術だけでも大がかりになり、時間もかかる。腫瘍血管の観察と測定の研究は、現象を一般化するために、様々な種類の腫瘍と多数の動物を用いる必要がある。そのような条件が満たされていないこともあり、現在では、ウサギを用いた実験はほとんど行われていない。

注2) マウスの透明窓は、背中の皮膚を持ち上げ、その片面の皮膚を円形に切除し、そこに透明プレートをはめ込む方式である。マウスの皮膚は薄いため、窓は片面だけに装着される。もう片面の皮膚がそのまま残るため、明るさと解像力が低下するという点、および、蛍光物質の動態などを見る時に腫瘍血管と皮膚の血管とが重なるという点に弱点がある。

計で重視したのは、観察倍率を上げることと、動物へのストレス軽減の二点であった[注4]。改良を重ねた透明窓の最終バージョンを図3-6に示す。

十数時間に及ぶ血管の定点観察のために、この透明窓と、筆者が発明した小動物用麻酔装置とを組み合わせた。これ

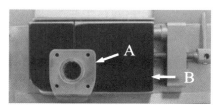

図3-6 ラット透明窓
A. チタン枠の透明窓．プレートは無蛍光石英ガラス（厚さ300 μm）．
B. 透明窓を顕微鏡に固定するためのステージで厚さは10 mm．

（設計と製作は筆者）

によって、新生血管がリモデリングを重ね、新たなネットワークに移行していくダイナミズムを捉えることができた。

この本では、血管ネットワークの図を何枚も使っているが、これはスケッチではなく、上記のシステムで撮影し（最大の総合倍率は400倍）、モンタージュ写真をトレースして得たデータである。なお、総合倍率400倍というのは、がん細胞1個、径10 μmの毛細血管を識別できるレベルである。

注3) 山浦のラット透明窓は、持ち上げた皮膚の両側を円形に切除し、そこにはめ込む一対の透明プレートが、皮下組織をはさむ構造になっている。それゆえにサンドイッチ式の透明窓ともいう。この透明窓では、解像力は格段に上がり、明るく鮮明な状態で組織を観察することができる。また、蛍光色素の濃度を計測する場合、皮下組織と腫瘍組織が重なっていないため、互いに干渉することなく、それぞれの組織の濃度を定量することができる。さらに、ラットには、マウスと同様、様々な臓器由来の実験腫瘍があることも強みとなっている。

注4) 観察倍率を上げる改良として、透明窓の材質（厚さ1 mmのアクリル樹脂）を、厚さ300 μmの無蛍光石英ガラスに変えた。アクリル樹脂はごくわずかであるが蛍光を発する。無蛍光石英ガラスにはそれがないため、組織内濃度の計測では、微弱の蛍光も捉えることができる。また、作動距離の長い20倍、40倍の対物レンズを用いたことと、装置を載せるステージの厚さを10 mmにおさえたことで、高倍率の観察が可能になった。さらに、長焦点コンデンサーが使えるように顕微鏡の一部を改良し、光を透明窓の観察面に集中することで、高倍率でも視野を明るく保つことができた。動物へのストレス軽減対策としては、透明窓の枠をチタン製にし、構造をシンプルにした。小型、軽量化（総重量5グラム）した透明窓は、装着によるストレスを大幅に軽減した。

3.3.3. 腫瘍血管の発生から壊死までのプロセス

　赤血球は、まん中がくぼんだ円盤状の形をしており、最大直径は約 8μmである。正常組織には、この小さな細胞が、パラシュート状に変形しないと通過できない太さの真性毛細血管（true capillary）が多数存在する。その血管は、総合倍率 40 〜 100倍ではほとんど見ることができない（図3-7A）。しかし倍率を 200 〜 400倍に上げるとこれらの血管の存在を探知できるようになる。図3-7Bは400倍で撮影した写真をもとに微小血管をトレースしたものである。これらの毛細血管ももらさずに計測すると、正常皮下の面積血管密度は 20%前後である。

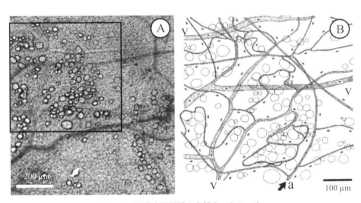

図 3-7　正常皮下組織の血管ネットワーク

A. 正常皮下組織．総合倍率100倍で撮影．丸いのは脂肪細胞．
　 真性毛細血管は細く、流速が速いこともあり、この倍率でもほとんど写真に写らない．
B. Aの黒い枠内の血管と脂肪細胞のトレース（総合倍率400倍で撮影した写真をもとに作成）．
　 a, 終末細動脈の終末部；v, 後毛細血管静脈；矢印，血流の方向．
　 400倍で撮影すると真性毛細血管も捉えることができ、ネットワークが存在していることがわかる．

堀 勝義 他．癌と化学療法（1990）より

　ここに腫瘍を移植すると、微小循環系は大きく変形する共に血管が新生し、新しい腫瘍血管システムが構築される。しかし、この血管ネットワークは成熟することなく、不可逆的に壊死に至る。そこが、同じ新生

でも炎症血管とは異なるところである。山浦は、腫瘍血管の新生と発育を、形態、ネットワークの状態、密度を考慮して総合的に捉え、それをⅠ期からⅣ期までの4つのステージに分類した［37］。図3-8は山浦のステージ分類の典型像であり、図3-9は各ステージの血管密度である。以下にその特徴を説明する。

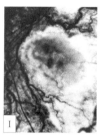 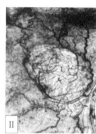 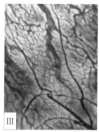 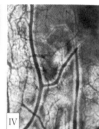

図 3-8　腫瘍血管のステージ分類

腫瘍は AH109A. 説明は本文.

Yamaura H & Sato H. J Natl Cancer Inst (1974) より
著者（山浦 玄嗣 博士）の許可を得て掲載

3.3.3.1.　Ⅰ期

　Ⅰ期で早期に起こる顕著な現象は、既存の毛細血管が全体的に拡張し、ややうっ血の傾向を示すことである。血流速度も低下するため、その状態になると、低倍率でも毛細血管の観察が可能になる。筆者らは、これを既存の血管の「腫瘍血管化」と位置づけをしている。既存の血管があれば、それを利用した方が新しい血管を作るよりもネット

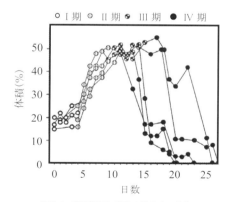

図 3-9　腫瘍増殖に伴う血管密度の変化

Yamaura H & Sato H. J Natl Cancer Inst (1974) より
著者（山浦 玄嗣 博士）の許可を得て掲載

ワーク構築に要するエネルギーが少なくなる。より自然に即したプロセスといえるだろう。

　この既存の血管の変形を、血管が新生したと見ている論文も多い。もし、それまでに存在しなかった血管が新たに生じてくることを「血管新生」と定義するのであれば、これを血管新生とするのは正しくない。しかし、既存の血管の変形、顕在化も含めて血管新生とするのであれば、血管新生はここからはじまることになる。いずれにしても、最初の変化は既存の微小循環系の腫瘍血管化であることは間違いない。山浦によるⅠ期の腫瘍血管の密度は15から20%の範囲内にあり、正常皮下の血管密度と比べてまだほとんど差がない。

3.3.3.2. Ⅱ期

　このステージでは、もやもやとしていた腫瘍の中にくっきりした血管ネットワークが一気に出現する。そこがⅠ期とⅡ期の境目といってよいだろう。既存の血管に新生の腫瘍血管が加わることで、血管の数が急激に増加し、ネットワークの網の目がより密になる。そして、同時に、静脈系の血管にも大きな変化が及ぶのがこのステージの特徴である。流速の速い血管の数が増加することにより、このステージで腫瘍血流量は最大値に達する。そして、増量した血液を排出する必要上、細静脈が拡大して機能的適応をするのである。

　もともと静脈系の血管は真性毛細血管よりもサイズが格段に大きく、その動的変化は際立っているため、このステージで腫瘍血管があたかも細静脈から新生してきたかのように見える。しかし、最初から経過を追って観察すると、それは静脈系の血管そのものが大きく変形した結果である。

3.3.3.3. III期

このステージで血管密度は50％にもなり、ピークに達する。そして、変形は細動脈系の血管にも及ぶ。細動脈は静脈系の血管のように走行が変わることはなく、ネットワークの枠組みの大型化に働く。このステージでの血管密度の上昇は、血管の数の増加によるよりも、ウォーレン（Warren）[38]が巨大化毛細血管（giant capillary）と名付けた、拡張著しい血管の出現によるとこ

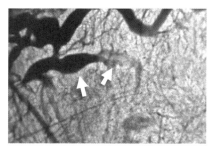

図3-10 巨大化毛細血管（カラー口絵参照）

腫瘍は佐藤肺癌．矢印で示す血管が巨大化した毛細血管．2つの矢印の血管は異なっているように見えるが、血球の分布にかたよりがあるだけで、血管としては同等である．このような血管を長時間観察すると、血液分布が反転することもある．

堀 勝義，未発表データ

ろが大きい。巨大化毛細血管の一例を図3-10に示す。これらは壁細胞が脱落した血管と考えられ、堅固なつくりではないため、菲薄化が進み、輪郭が不鮮明な血管へと変化していく（図3-11）。

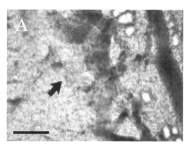 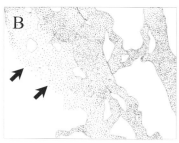

図3-11 境界が不鮮明な腫瘍血管（カラー口絵参照）

A．腫瘍は佐藤肺癌．スケール，100 μm．B．Aのトレース．ドットは流れを確認した領域．がん組織の上に写真に写らない帯のような流れが広がっていることが観察された．そこには血管壁は確認されず（矢印の部分）、開放系になっている可能性も否定できない．

堀 勝義＆鈴木磨郎，Mebio（1992）から改編

ここで注目すべきことは、このステージで血管密度は最大値に達するが、腫瘍血流量はすでに低下し始めていることである。ステージの進んだ腫瘍血管では、血流速度が著しく低下してくることが大きな理由である。血管密度の高さが腫瘍血流量の多さを保証するものではないことを、再度強調しておきたい。

3.3.3.4. IV期

　そして、壊死直前および壊死状態のIV期に至る。細動脈をオリジンとする血管が最後まで残るが、最終的に、その血管も血行を停止し、ネットワークが崩壊、消滅する。トムリンソンとグレイ（Thomlinson & Gray）［39］は、酸素到達の限界を表わす事象として、径150μm 以上離れた領域が壊死になっている組織の写真を論文に掲載している。それを腫瘍コード（tumor cord）というが、それは おそらくIV期に至った細動脈の断面を見たものであろう。

　なお、山浦は、色素ポンタミンスカイブルー（シカゴスカイブルーともいう）を使い、腫瘍血管の透過性を観察している。この色素は血中のアルブミンと高い親和性を示すため、生体内では分子量約 70,000 の物質としての挙動をする。山浦は、この物質が漏れやすかったのはI期とIV期の腫瘍血管であり、最も活発な成長過程にあるII期の血管の透過性は高くなかったと述べている［40］。

3.3.4. 対数増殖から漸減増殖への移行期が破断界

　腫瘍血管の形成過程を説明してきたが、ここで、2.3.1.で述べた、腫瘍増殖がゴンペルツ関数に適合するという現象を合わせて考えたい。腫瘍増殖は、対数増殖期を経て漸減増殖期に移行していくのであるが、ここがまさにII期からIII、IV期への移行期に相当する。筆者らは、漸減増殖期になると、腫瘍血流量が対数増殖期の約半分に低下することを測定している［41］。

この血流量の低下が、がん細胞の増殖抑制に働くことはいうまでもない。

中舘ら[42]は、腫瘍の増殖期と血中にがん細胞が出現する時期との関係を調べ、対数増殖期から漸減増殖期への移行期が、がん転移に重大な意味を持つ分岐点であると指摘している。その研究は次のように要約される。①増殖する腫瘍から離れ、がん細胞がはじめて血中に出現する時期は、対数増殖から漸減増殖への移行期である。②腫瘍サイズが大きくなるほど、がん細胞の血中への遊離の危険度が増す。③腫瘍壊死は、腫瘍が漸減増殖に変わり、がん細胞の血管への移行がすでに始まったことを示す組織学的な目安となる。④がん細胞の血中出現の頻度と数、および血中からの消失の度合いは、がん細胞の種類によって異なる。

中舘は、壊死の出現は、がん細胞の血管内移行がすでに始まったことの目安になると述べている。第4章の4.3.5.で説明するが、腫瘍増殖が進むと、腫瘍の間質液圧は高くなり、逆に血管圧は低くなる。それは間質から血管の方向に流体を移動させる力が相対的に大きくなることであり、がん細胞の血管内移行には都合のよい力といえる。さらに、壊死が出現する直前には、壁が極端に薄くなって境界が不明瞭な血管、すなわち巨大化毛細血管が数多く観察されるようになる。この血管の出現も、がん細胞の血管内移行を容易にすると筆者は考えている。

血管形態の変化、腫瘍血流量の変化、圧力勾配、がん細胞の血管内移行(転移プロセスのはじまり)のいずれの面から見ても、Ⅱ期からⅢ、Ⅳ期への移行期(つまり漸減増殖の開始点)が、腫瘍における破断界といえるだろう。ここで腫瘍は質的に大きな転換を来すのである。

3.4. 血管新生とネットワーク形成についてのフォークマンの仮説

腫瘍血管の新生から壊死に至るまでのプロセスを解析した山浦の研究とほぼ同じ時期に、フォークマンは腫瘍血管新生因子TAF (Tumor angiogenesis factor) を想定し、それを取り出そうとしていた。その因子が、血管新生を促し、腫瘍を休眠状態から爆発的な増殖に転ずる契機と

第3章　がんのライフライン―腫瘍血管ネットワーク

なると考えたのである。イデや、グリーンブラットとシュービクなど、血管新生を誘導する物質の存在を予測した研究者はそれまでにもいたが、それを単離するということを実行に移したのがフォークマンの先駆性であると思う。腫瘍血管新生の物質レベルの研究はここから始まった。

　腫瘍血管新生とネットワーク形成の研究で最も大きな影響力を持っているのは、このフォークマンの仮説[20]であり、その仮説を説明するために用いたモデル、あるいはそれから派生したモデルを多くの研究者が研究の基盤に据えている。以下に、オリジナルモデルを記載し、3.5.でそのモデルに対する筆者の疑問点を述べる。

3.4.1. 既存の血管から発芽し、がん細胞塊に侵入するモデル

　1971年に発表されたフォークマンのモデルを図3-12に示す。これは観察に基づいたモデルというよりは概念モデルである。それによれば、血管新生が起こる前には、血管のないがん細胞の塊があり、近くにある既存の血管からの拡散で栄養が供給される。拡散による到達距離には限りがあるため、がん細胞塊はせいぜい

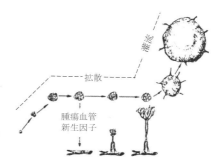

図3-12　フォークマンの腫瘍血管新生モデル

Folkman J. N Engl J Med (1971) より

径2 mm程度の大きさにまでしか成長できない。このがん細胞塊が血管新生を誘導する物質を放出し、既存の血管からの発芽を促す。発芽した血管ががん細胞塊に向って伸びていき、塊に侵入する。そして、腫瘍が血管を獲得すると、その時点で、がん細胞は灌流で栄養を受け取れるようになり、腫瘍は爆発的な増殖を開始する。これがこのモデルを考案したフォークマンのストーリーである。

　この仮説は、次の実験がもとになっている。体外に取り出した膵臓を試

験管内で灌流し、そこにがん細胞を移植すると、がん細胞は増殖を開始するが腫瘍の径が 2 mm くらいの大きさになると、もうそれ以上成長しなくなる。むろん、これは腫瘍増殖に血管が伴わない条件での成長である。ところがこの腫瘍塊を動物の皮下に戻すと、腫瘍は大きく成長し、それを取り出してみると、内部には多数の血管ができていた、というものである［43］。

フォークマンはその実験から、「腫瘍血管がなければ、腫瘍は 2 mm 以上の大きさに成長できない」と結論づけた。そして、もし腫瘍血管の新生を阻止することができれば、がんをドーマント（休眠）の状態に維持できるのではないかと考えた。この考えを実現しようとしたのが抗血管新生療法である。

3.4.2. 血管新生からネットワーク形成までのプロセスと抗血管新生

1980 年代になって、内皮細胞の培養法が確立されたことと、生命科学の分野で著しい発展を遂げていた分子生物学が導入されたことで、この分野の研究は大きく変貌した。そして、血管新生の鍵を握るタンパク質である血管内皮増殖因子（VEGF）とそのレセプター（VEGFR）が発見されると、血管新生阻害というフォークマンの仮説が実現に近づいたかのような状況になってきた。それと共に、腫瘍血管新生のプロセスも、より具体的な記述に変わってきている［44］。

その記述によれば、血管新生は以下のように進行する。①血管新生を刺激する因子が腫瘍から放出される。②新しい毛細血管は主として近くにある細静脈から発芽する。③血管新生因子により内皮細胞が活性化され、産生するプロテアーゼが基底膜の一部を消化する。④その基底膜の欠損部から内皮細胞が発芽し、刺激の源に向って遊走する。⑤遊走する内皮細胞は伸長し、整列して発芽を形成する。⑥内皮細胞が分裂して発芽はさらに伸びていく。⑦独立して伸びていった二本の発芽盲端管（先端部の閉じた管）が先端で交わり、ループを形成する。⑧そのループに血液が流れこむ。⑨同じプロセスが繰り返されることによって、新しい

血管ネットワークができ上がっていく。

　このモデルの分子メカニズムの基軸となるのが、VEGFとそのレセプター、特にVEGFR-2（KDR/Flk-1）であり、培養内皮細胞を用いて得られた知見が多くとり入れられている。そして、血管新生阻害の研究もこのシグナル伝達システムの阻害を中心に展開されていく。このような経緯を踏んで見出された抗血管新生薬の代表となるのが、抗VEGFヒト化モノクローナル抗体［ベバシズマブ（アバスチン）］である。2004年に、それが臨床での治療薬として承認されたことにより、血管新生阻害による腫瘍増殖抑制の考えが定着したかに見えた。しかし、世界中で、多くの経費と労力が投入されたにもかかわらず、単独で臨床効果を示す物質は見出されていない。抗がん剤との併用についても、いったん承認された適応の一部が、その後、取り消しとなっている。また、研究者によっては、ベバシズマブの腫瘍血管への作用機序自体、開発時とは違った解釈をしている［45］。さらにVEGFシグナルは正常血管にも不可欠であり、それを阻害することにより様々な副作用が出ることもわかってきた。多くの研究者が抗血管新生療法を推進し、完成をめざしたが、最初に考えられたほど単純なものではなかったようである。

3.5. フォークマンの仮説に対する疑問点

　筆者は、長く、腫瘍血管の生体観察と、それに基づいた病態生理の実験研究を行ってきた。生体観察に費やした時間は3,000時間を超えている。その経験もあり、フォークマンの仮説には以前からいくつかの疑問を持っていた。それを以下の4点に絞って考える。

3.5.1. がん細胞塊への新生血管の侵入はあるか

　血管のないがん細胞塊に、新生した血管が侵入するという考えは、図3-12の概念図が最初である。「腫瘍が径約2 mmを超えて生育するには

腫瘍血管が必要」という考えは、「血管がない条件下では、栄養の拡散距離による制限から、腫瘍は 2 mm くらいにしか生育できなかった」という実験結果から導かれたものであり、その論理的な帰結には異論はない。しかし、それが、「径 2 mm 以下の腫瘍には血管が存在しない」と拡大解釈されることで誤解が生じているのだと、筆者は思う。

　推測だが、体外灌流の膵臓で生育した血管のない 2 mm のがん細胞塊を皮下に戻すと、その塊は皮下にそのままの形でとどまると考えられているのかもしれない。それで、その塊に新生血管が「侵入」していく話になるのだと思う。しかし、生体観察をすれば、そのような塊を皮下に戻すと、いったん形が崩れ多くの細胞は吸収されてしまう。つまり、塊がそのままの形で存在し続けることはない。

　残ったがん細胞は、周辺の血管から栄養補給を受けることで再増殖を始め、同時に腫瘍血管ネットワークを新たに構築していく。皮下に戻した時点のがん細胞塊とは全く違った状態で、新しい固形腫瘍ができ上がっていくのである。

　筆者のこの観察と同様の所見が、すでに 50 年以上も前の「吉田肉腫」という本に記載されており［46］、その中で、著者の吉田はこう述べている。「癌が移植される場合には（肉腫の場合も同様であるが）移植片の有する間質は悉く壊死に陥る。癌細胞の殆ど全部も壊死に陥るが、移植が成功する時には、癌細胞のごく少数、時には數箇のものが僅かに生き残り、それから増殖がはじまるのである」と。

3.5.2. はじめからがん細胞に血管が隣接している

　そもそも径が 2 mm 近くにもなった、血管のないがん細胞の塊が生体に存在し得るのだろうか。2 mm のかたまりと言えば、単純に計算してもがん細胞の数は数百万個に及ぶ。

　ここで、がん細胞の生体での様子を捉えた映画のひとコマを紹介する。この映画は、1963 年に鈴木と佐藤［47］が制作したものであり[注5]、がん

細胞が血中で循環する様子、および転移の初期増殖巣が映像として記録されている。観察の場は腸間膜で、用いられたがん細胞は吉田腹水肝癌AH66Fである。図3-13では、2個のがん細胞がほぼ血管に接触した形で存在している。これは、転移の最も初期のがん細胞にも、すぐ近くに栄養を供給する血管が存在することを示している。

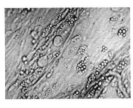

2個のがん細胞（AH66F）がほとんど毛細血管に接触した状態で存在．がん細胞の下にある毛細血管は循環しているが、上にある毛細血管はこの時点では血行停止の状態にある．
がん細胞のすぐ近くには血管があるということが注目点．

著者（鈴木磨郎東北大学名誉教授）の許可を得て掲載．トレースの図は筆者が付けた（図3-13、図3-14も同じ）．

図3-13　転移初期像

図3-14には、生体で1個のがん細胞が分裂している瞬間が捉えられている。細胞の中央にくびれが出はじめてから二つの細胞になるまで、約15分の経過である。静止画ではわかりにくいが、動画でみると、この分裂するがん細胞のごく近くに毛細血管が走っており（トレース参照）、血液が流れている。

図3-15では、血管の外で増殖している約30個のがん細胞が観察される。そのがん細胞の集団の中を血管が走っているが、これは、この細胞群の中に新生血管が侵入してきたのではない。腸間膜の既存の毛細血管が拡張し、血流がスローダウンしたために顕在化してきたものである。ステージ分類でも述べたが、腫瘍血管ネットワーク形成で、最初に起こる現象は、このような既存の血管の変形、顕在化である。この映像は正常血管が腫瘍血管化する最も早い時期を捉えたものといえる。

注5）近年、高性能のデジタルカメラやコンピュータによる情報処理の革新で、ミクロの世界を映像化する技術は長足の進歩を遂げた。そして、現象を直接目で見て考えることの重要性が再認識されはじめている。半世紀も前に制作されたこの映画は、まさにその先駆的な業績だったといえるだろう。

第Ⅰ部　ドラッグデリバリー

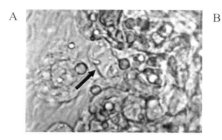
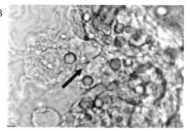

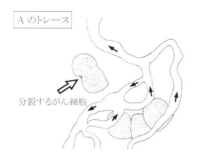

腸間膜でがん細胞（AH66F）が分裂する瞬間を捉えた映画のひとコマ．矢印が分裂するがん細胞．
A, 分裂開始；B, 分裂終了．
がん細胞にくびれができて，分裂をほぼ終えるまでの時間経過は約 15 分．
A のトレースは注目部分を抜き出したもの．矢印，血流方向
分裂するがん細胞（白矢印）から十数 μm 離れた位置に血管が観察される．矢印は血流の方向．渦流や乱流があり，層流だけの正常血管とは異なっている．

著者（鈴木磨郎東北大学名誉教授）の許可を得て掲載

図 3-14　生体でがん細胞が分裂する瞬間

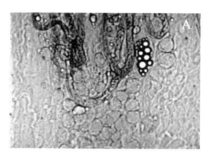
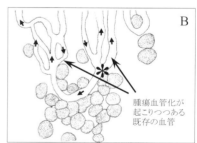

図 3-15　転移の初期増殖巣

A. 映画のひとコマ．腸間膜で約 30 個のがん細胞が増殖している．
B. A をトレースしたもの．小さな矢印は血流の方向．ドットをつけた丸形ががん細胞．* のあたりに渦流があり，血流は 3 方向に分かれている．
太い実線の矢印で示す血管は変化した既存の毛細血管であり，腫瘍塊に侵入してきた新生血管ではない．

著者（鈴木磨郎東北大学名誉教授）の許可を得て掲載

図3-16は透明窓内の組織で、組織の任意の一点から最も近い血管までの距離を計測したものである。Aの正常皮下組織では、ほぼすべての点が血管から60 μmの範囲内にある。60 μmと言えば、がん細胞が3、4個、横に並ぶくらいの長さである。BはAH109A、Cは佐藤肺癌の例である。腫瘍では組織から血管までの距離は30 μmの範囲内に収まっている。生体には、角膜などごく限られた場所以外、細胞は常に血管に隣接するということである。血管なしで、がん細胞だけの塊を作れる場所は存在しないというのが、生体観察に基づいた筆者の見解である。

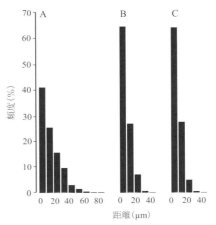

図 3-16 組織の一点から血管までの距離
A. 正常皮下 (n = 2711, 透明窓 10 個)、中央値 13.4 μm；
B. AH109A (n = 2475, 透明窓 14 個)、中央値 7.8 μm；
C. 佐藤肺癌 (n = 2350, 透明窓 12 個)、中央値 7.6 μm．
正常皮下では、組織のどの位置にあっても、血管までの距離は 60 μm 以内である．

Hori K et al. JJCR (1991) より

3.5.3. 発芽の中間段階の盲端管が観察されない

筆者がフォークマンの仮説に疑問を持ったそもそもの発端は、模式図に描かれているような発芽が、どうしても見出せなかったことにある。既存の血管から芽が出て、伸びていくのが血管新生の中心的メカニズムであるならば、親血管から枝を出して伸びていく中間段階の盲端管が、常に観察視野のどこかに必ず存在するはずである。ところが、その発芽を見るという目的のある眼を持ってしても、どこにも見当らないのである。これは、筆者だけではなく、生体観察の経験がある研究者が抱いている共通の疑問のようである。

3.5.4. 腫瘍血管内皮細胞の分裂像が見当たらない

フォークマンの仮説を含め、腫瘍血管新生の研究の多くは、はじめに内皮細胞の発芽があり、それが遊走と分裂を繰り返し、管が伸びていくと考えている。つまり、それは内皮細胞の増殖に重点が置かれたモデルである。しかし、筆者は以下の観察から、それが生体で起こる現象のモデルとなるか、疑問に思っている。

図3-17は透明窓内で成長する腫瘍の24時間毎の様子である。腫瘍血管はわずか一日で著しく数を増している。しかし、不思議なのは、腫瘍の組織標本を見ると、一つの標本の中に、がん細胞の分裂像はいたるところに観察されるのに対し、内皮細胞の分裂像はほとんど観察されないという事実である。

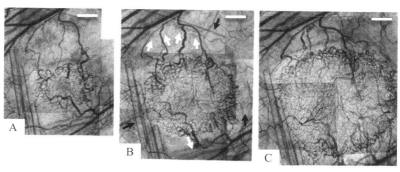

図 3-17　腫瘍血管ネットワークの拡大（カラー口絵参照）

腫瘍は佐藤肺癌；スケールは 500 μm.
A. 移植 6 日後．径が約 1 mm の腫瘍にも血管ネットワークが存在するところが注目点．
B. 移植 7 日後．黒矢印は栄養血管、白矢印はドレイン．矢先が血流の方向．
C. 移植 8 日後．
腫瘍サイズに伴って、腫瘍血管は著しく数を増す．

堀 勝義 & 鈴木麿郎, Mebio (1992) を改編

培養では内皮細胞が増殖して増えていくのに、透明窓内ではなぜ内皮細胞の分裂像が観察されないのか。また分裂像が観察されないのに、なぜ腫瘍血管が増え続けることができるのか。この問題は、生体での腫

瘍血管の増加には内皮細胞の分裂以外のメカニズムが、かなりの重みを持って働いていると考えないと説明がつかない。

3.6. 内皮細胞の分裂に依拠しない腫瘍血管ネットワーク形成

フォークマンのモデルは、この分野の研究に対して、圧倒的な影響力を持っている。しかし、古くから、血管新生について別の考え方をする研究者もいた。現在、それらの考え方は発展しつつあり［48］、評価されるべき時にきていると筆者は思う。次に、それを見ていくことにしよう。

3.6.1. がん細胞が血管壁の一部を構成することがある

内皮細胞の分裂なしに血管ネットワークが拡大する可能性として、血管が機械的に引き伸ばされることも考えられるが、これには限度があり十分な説明にはならない。ここで注目すべきいくつかの論文がある。がん細胞自身が血管壁の一部を構成するというものである。

古くは、ボルスト（Borst）［49］の論文に、肉腫ではがん細胞自身が血管壁を構成しているという記述がある。同様の所見がメラノーマ（悪性黒色腫）においても観察されている。それはウォーレン（Warren）［50］やハマーセン（Hammersen）［51］の研究であり、電子顕微鏡で、黒色のがん細胞が血管の一部になっている様子が捉えられている。また、マニオティス（Maniotis）［52］は、電顕、免疫組織化学の手法を使って、メラノーマ細胞自身が血管様のチャンネルを作っていると報告している。

この血管構築のしくみに普遍性があり、他のがんにもごく普通に見られるものかどうかはまだ断定できない。しかし、大腸がんモデルでも、同様の現象が見出されており［53］［54］、近年、グリオーマ（神経膠芽腫）に含まれる内皮細胞に高頻度でがん細胞と同じゲノム変化が見られ、そこにある内皮細胞のかなりのものが、がん細胞由来であるとする論文が発表されている［55］［56］。様々ながんで同様の報告があり、この現

象は特殊ながん細胞だけに限った話ではない可能性がきわめて高い。

このようながん細胞は、転移に際し、血管壁をくぐり抜けるというプロセスがないため、血中出現がより容易になると考えられる。メラノーマを含むある種のがんで、腫瘍サイズが小さいにもかかわらず、血行性転移の頻度が非常に高い場合があるのは、このような背景によるものかもしれない。

3.6.2. 骨髄由来の前駆細胞、幹細胞の寄与

透明窓内に腫瘍を移植する時には、1ミリにも満たない腫瘍のかたまりを皮下組織の上に乗せる。そうすると、腫瘍増殖に伴って新生血管ネットワークができ上がっていく。移植する腫瘍塊には、当然、ドナー側の内皮細胞が含まれている。一方、固形腫瘍ではなく腹水中に浮遊しているがん細胞を集め、それを透明窓内の皮下組織に乗せても、同じような血管ネットワークが誘導されてくる。しかし、違うのは、固形腫瘍を移植する方が、ネットワークの形成が速いことである。おそらくドナー側の内皮細胞が血管ネットワーク構築の材料になっているからであろう。しかし、これはごく初期のことなので、それ以後の腫瘍血管ネットワークの爆発的な拡大を説明できない。

秦[57]は、電顕観察に基づき、腫瘍が増殖すると、そこに未分化間葉系の細胞が集まり、不完全な管腔を形成し、やがてそれが血管に分化していく、と述べている。さらに、近年、免疫染色の手法で識別できるようになった骨髄由来の細胞が、腫瘍血管新生に深く関わっているという研究も発表されている[58][59]。両者の細胞が同じかどうかはわからないが、いずれも血管の材料となる未分化な細胞が外から腫瘍に入り、内皮細胞に分化して血管を構築するという話である。

腫瘍は既存の血管ネットワークを腫瘍血管化しながら拡大していくことは紛れもない事実である。これに加えて、もしがん細胞自身が腫瘍血管の一部になり得るならば、そして、もし腫瘍血管の材料が血流で腫瘍

の外から運ばれてくるのであれば、図3-17で見たような、24時間で大きく拡大する腫瘍血管ネットワークの中に内皮細胞の分裂像が見あたらなくても不思議ではない。

3.6.3. 嵌入（かんにゅう）

　発生の初期に、原腸などが生じる際、上皮細胞層の一部が内側に落ち込んでいく現象を嵌入という。これと類似した現象が、肺における血管新生［60］、鶏漿尿膜における血管新生［61］、そして腫瘍の血管新生［62］でも起こることが観察されている。血管内腔側に内皮細胞が伸びてブリッジを作り、それが隔壁に成長し、やがて2つ、あるいはそれ以上の数の血管に分かれていくというものである。嵌入による血管新生は、放射線療法などによって血管がダメージを受け、それから回復する時に、より優先的に進むという報告もある［63］。内皮の増殖を伴わないため、エネルギーの負担が軽く、血管機能を維持しつつダメージから回復するための適応現象であると考察されている。内皮細胞は、血管の外側に向って伸びていくと思いこみがちだが、状況によっては内側にも向かうという研究である。
　3.6.で述べてきた血管新生の研究は実証的であり、かつ生体で確認された現象が主体となっているだけに強い説得力がある。臨床で抗血管新生療法がそれほど有効性を示してこなかったのは、このように、腫瘍血管ネットワークの形成に多様なメカニズムが関与しているということの表れかもしれない。

3.7. 腫瘍血管ネットワーク形成の中心点を探る

　腫瘍血管ネットワークがどのようにしてでき上がるのかについて、様々な学説があることを前項で述べたが、ここで筆者の研究を紹介したい。3.2.3.で、筆者は腫瘍血管の新生部位として動脈説をとるとしたが、

なぜ動脈説なのかについての根拠を述べる。まず、腫瘍を移植していない場合の、皮下組織の細動脈の階層を分類することからはじめる。どこから生じるかを示すには、腫瘍の発育母地の構造をしっかり把握しておく必要があるからである。

3.7.1. ホートンの階層分類法

　細動脈の分類のために筆者が用いたのはホートン（Horton）[64]の方法である。ホートンは、理論地形学の分野に大きな足跡を残した研究者である。
　その方法を、最上川を例にとって説明しよう。最上川は山形県全土を流れ、酒田市にいたる全長229 kmの一級河川であり、一つの県を流れる川としては国内最長である。図3-18Aは、最上川の水系をトレースしたものである。ホートンの方法のポイントは、末梢から中枢に向って番号をふっていくことである。つまり、源流が次数1になる。そして、次数1と次数1とが合わされば、ひとつ次数が上がって2となる。異なる次数が合わさった場合は、大きい方の次数のままである。この簡単な二つの規則だけで、樹状構造の階層が明瞭に位置づけられる。
　図3-18Bは最上川の本支流をこの方法で分類したものである。支流が多く、複雑に見える最上川もわずか4つの次数で分類でき、次数4をつないでいくと、本流、すなわち主要流路が浮かび上がってくる。さらに、各次数の川の数を、片対数グラフにプロットすると、図3-18Cに示すような直線関係が得られる。世界中の多くの川がホートン分類に適合し、一つの川は、3本から5本の支流に分かれることを、ホートンは経験則として見出した。現在、水路網ばかりではなく、考えうるほぼすべての分岐ネットワークがホートンの法則に従うことがわかっている。これが安定した自然の形なのであろう。

第3章　がんのライフライン―腫瘍血管ネットワーク

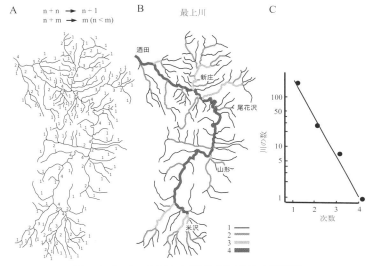

図3-18　ホートンの方法による次数分類（カラー口絵参照）
説明本文.

堀 勝義．作図

　ボール（Ball）は［65］ホートンの法則を説明する中で、「河川網はランダムにできた細流が合流してできるのではなく、水源から発達する。従って河川網がなぜその形状になったかを理解するには、水源に目を向けなければならない。水路網の発達にはエネルギーが必要であり、そのエネルギー供給が最大であるのは、水の流れがもっとも速く、圧力勾配が最大の場所、つまり源流である」という趣旨のことを述べている。これから説明する腫瘍血管新生の中心部位の問題に示唆を与えてくれる。

3.7.2. 皮下組織の細動脈の階層分類

　透明窓内の皮下組織を図3-19に示す［17］。Aが皮下組織のモンタージュ写真、Bはそれをもとに血管をトレースしたものである。皮下組織の血管パターンは、大部分、シンプルネットワークパターン（図3-5）で

あった。つまり、細動脈が順次分岐して終末細動脈に至り、それが先端部で直接真性毛細血管に分岐していくというコウモリの翼、ハムスターの頰袋で見られるパターンである。

Bには、ホートンの方法で分類した細動脈の次数を記している。真性毛細血管を1としているので、終末細動脈の次数は2となる。細動脈（arteriole）ということでa2と記すことにした。a3、a4がより上位の細動脈である。

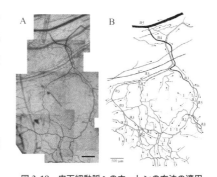

図3-19　皮下細動脈へのホートンの方法の適用
A. モンタージュ写真．スケールは500 μm．
B. Aのトレース．①，真性毛細血管；②，終末細動脈：矢印，血流の方向．

Hori K et al. JJCR (1990) より

3.7.3. 終末細動脈を中心にネットワーク形成が進む

透明窓内にできた典型的な腫瘍初期増殖巣を図3-20Aに示す。ここには二つの微小増殖巣（aとb）がある。図3-20Bは、総合倍率400倍で撮影した写真を使い、腫瘍a（白四角枠内）の血管ネットワークをトレースしたものである。この図からも、終末細動脈から毛細血管に分かれていく部位を中心にしてネットワークの形成が進んでいくことがわかる。

そのことは、単位面積当たりの分岐点数を計測した結果からも裏付けられた。多数の透明窓を用い、血管ネットワーク内の場所と分岐数の関係を計測した結果が図3-21である［17］。正常皮下の場合は、a2の終末部の領域も、a2から200 μm以上離れた真性毛細血管領域も、共に単位面積あたりの分岐点数は約13個であり、差はない。一方、腫瘍血管ネットワークではa2終末部、真性毛細血管領域のいずれの領域でも分岐点数は増加しており、特に、a2終末部で数の増加が著しい。つまり、血管新生の最も活発な場所は、血流速度も速く、血管圧も比較的高い動脈側

第3章 がんのライフライン—腫瘍血管ネットワーク

である。このことは、性格の異なる3つの腫瘍（AH272、AH109A、佐藤肺癌）のいずれにおいても同じであった。

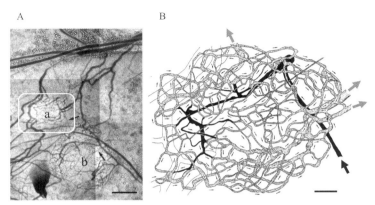

図 3-20　初期増殖巣とその血流支配血管（カラー口絵参照）

A. 腫瘍は佐藤肺癌．二つの微小腫瘍（a と b）があり、血液はそれぞれ一本の血流支配血管（矢印）で供給されている．スケールは 500 μm．

B. A の微小腫瘍 a（四角枠内）のモンタージュ写真（総合倍率 400 倍で撮影）から全毛細血管をトレースしたもの．黒矢印が血流支配血管、グレー矢印がドレイン．スケールは 100 μm．

全ての腫瘍毛細血管の血流が一本の血管に支配されていることと、最大径が 900 μm の微小腫瘍にも血管ネットワークが存在することが注目点．

Hori K. GTMB (2005) より

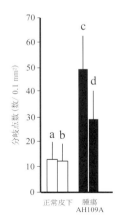

a, 正常皮下終末細動脈の終末部 (n = 30)；b, 正常皮下の終末細動脈から 200 μm 以上離れた毛細血管領域 (n = 77)；c, 腫瘍内の終末細動脈 (n = 35)；d, 腫瘍内の終末細動脈から 200 μm 以上離れた毛細血管領域 (n = 48)．c で分岐点数が著しく高い ($p < 0.001$)．

Hori K et al. JJCR (1990) を改編

図 3-21　腫瘍血管ネットワークの拡大

3.7.4. 腫瘍血流支配血管と微小循環単位

初期増殖巣は終末細動脈a2の終末部を中心に拡大していくが、重要なのは、a2がそのまま血流支配血管（腫瘍の栄養血管）になることである。図3-20Bの腫瘍血管ネットワークの血流の全てが、黒矢印で示す1本の支配血管で血液供給を受けている。そして、グレー矢印のドレイン（排出血管）に出ている。

このように、初期増殖巣では、終末細動脈由来の一本の血管で血液が供給され、2ないし3本の血管で排出されている。これを腫瘍の循環単位と考えることができる。ツヴァイファッハが腸間膜の中に見出した正常組織の循環単位は安定しており、サイズが変わることはない。しかし、腫瘍の循環単位は腫瘍の増殖と共に拡大していく。

3.7.5. 腫瘍の微小循環単位は拡大する

図3-22は腫瘍血管ネットワーク初期像の変化である。腫瘍血管の全長は観測開始日（0時間）には約7000 μmであったが、24時間、48時間、72時間後には、それぞれ11400 μm、16600 μm、25700 μmと指数関数的に延びていく。わずか3日の間に、腫瘍循環単位の全長は3.5倍に拡大した。

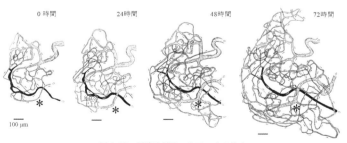

図3-22　腫瘍血管ネットワークの拡大

アステリスク（*）を付けた血管は、最初は毛細血管であったが、ネットワークの拡大と共に径を増し、集合細静脈のように変化していったところが注目点.

Hori K et al. Int J Oncol (1993) より

一方、同時間の腫瘍サイズは、それぞれ32.7、44.1、67.0、107.8 μm^{2}と、これも指数関数的に拡大した。ダブリングタイム（2倍になるのに要する時間）を計算すると、腫瘍サイズとネットワークサイズはそれぞれ41.6時間と39.0時間であり、両者は同調して成長したことがわかる。しかし、がん細胞には分裂像が見られるが、内皮細胞の分裂像は観察されないのは3.5.4.で述べたとおりである。

ここで、もうひとつ、0時間での血流支配血管の圧力で、3.5倍に拡がった血管網の血流をまかないきれるだろうかという疑問が生じる。それについては、第4章の4.3.2.で説明する。

3.7.6. 循環単位の合体―さらなるネットワークの拡大

図3-23はサイズがさらに大きくなった腫瘍であり、別々の循環単位由来の腫瘍が合体しているのが観察される［66］。図3-24Aになると、循環単位の境界がわからなくなるほど一体化が進んでいる。しかし、任意に腫瘍血管を選び、血流を上流にたどっていくと、支配血管に行きつく。この場合には3つの支配血管があり、それぞれが

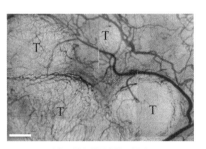

図3-23　腫瘍は微小循環単位で構成されている
（カラー口絵参照）

Tは腫瘍循環単位．ここでは4つの循環単位が合体している．スケールは500 μm．

Hori K et al. JJCR (1991) より

一定範囲の領域に血液を供給していることがわかる(B)。もし、支配血管が1本しかないとすれば、正常と腫瘍の連結は直列となり、大きなネットワークの栄養を支えることはできないだろう。腫瘍は正常組織の微小循環単位を利用し、それを変えていく。正常と腫瘍の血管ネットワークの連結が並列であることが、腫瘍の拡大を可能にしているのである。

支配血管起始部の圧力は高く、流れの方向が変わることはないが、ネットワーク間の境界付近では、新たに形成されたルートで圧バランス

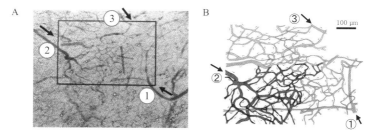

図 3-24 微小循環単位の一体化（カラー口絵参照）
A. 3つの循環単位の境界領域．境界を識別することができなくなるほど一体化が進んでいる．
B. Aの四角枠の血管ネットワークのトレース．
血流を上流にたどっていくとこの枠内のネットワークは3つの循環単位で構成されていることがわかる．

Hori K et al. JJCR (1991) より

が変わり、流れの方向が逆転する場合がある。流れの方向が逆転すると、ネットワークそのものが大きく形を変えていく。図3-25Aには、22.5時間の間に、アステリスク（*）で示す部分に新しい血管ができたことで流れの方向が逆転し、ネットワーク構造が大きく変化した例を示している。これは、3時間ごとに同一部位を追跡したことで変形のプロセスを捉えることができたが、24時間ごとの観察であれば、全く解析不能に陥っていただろう。それほど大きなリモデリングが、現実に起こっている。

　図3-25Bは、腫瘍辺縁部の外側の領域であり、数本の血管が接触して合体し、大きな血管になったことを示す一例である。このように、腫瘍血管および腫瘍の影響を受けた血管のネットワークは、正常血管ネットワークのように安定したものではなく、常に変形を繰り返している。バルク（Baluk）[11]らは、腫瘍血管には数層の基底膜を持つものがあり、それを腫瘍血管が現れては消えるダイナミズムの痕跡と考えているが、観察事実に合う考察である。

第3章　がんのライフライン－腫瘍血管ネットワーク

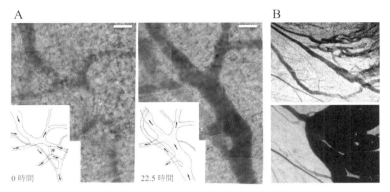

図 3-25　血管のリモデリング（カラー口絵参照）
A. 最初二本の別々の血管の間にブリッジ（＊）ができ、22.5時間後に一本の血管となった例．
スケールは100 μm．血流の方向が逆転したことに注目．
B. 腫瘍周辺の数本の血管が一体化した例．

堀 勝義 & 鈴木磨郎，Mebio（1992）より改編

3.7.7. 腫瘍血管ネットワークの分岐のでき方

　腫瘍血管ネットワークには正常より多くの分岐があることは周知の事実であるが、これが、すべて発芽によって生じると信じている研究者も多い。植物が芽を出して伸びていくようなイメージを描いているのだろう。しかし、先に述べたように、そのような発芽は透明窓内の腫瘍には観察されない。

　筆者は、腫瘍血管のネットワーク形成は別の様式で進行していると考えた。そして、400匹以上の透明窓装着ラットを用いて生体観察と解析を行い、腫瘍血管ネットワークの構築は図3-26のように、発芽、交差、スプリット、退縮の4つの様式ででき上がることを見出した。

　①の発芽は木の芽のような発芽ではない。それは以下のように進行した。最初、独立した二本の血管のうちの一本の血管から、赤血球が血管の外に漏れ、もう一方の血管に吸い込まれていく。まるでそこに道がついているかのように同じ経路を流れていくが、その通り道には内皮細胞は観察されない。海流には仕切りはないが、あたかも仕切りがあるか

71

のような道筋を流れていくのと似た流体現象なのかもしれない。その現象が時々繰り返されるうちに、海流でいえば潮目の部分に内皮細胞で仕切られた血管ができ上がる。このプロセスは、2本の血管の距離がごく接近している時に起こり（＊の部分）、しかも、きわめて速い速度で血管がつながる。筆者は、この時に内皮細胞が、どこからどのように移動してきたのかという瞬間を捉えることには成功していない。

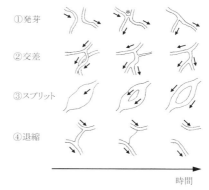

図 3-26　腫瘍血管ネットワークのでき方
説明本文.
Hori K et al. JJCR (1990) から改編

　②の交差は、独立した2本の血管がそれぞれ長さを増し、それが接触した時に一体化する現象である。一体化した後、強い流れの経路が残ることが多く、その余の部分は退縮していく。このプロセスで流れの方向が変わることもあるが、ネットワーク全体に影響が及ぶほどの大きな変化ではない。①の発芽は、広義には、交差と同じ範疇に入るものかもしれない。腫瘍血管では、内皮細胞同志がくっついたり離れたりすることは、容易に起こる。

　③のスプリットは、ひとつの血管が2つの血管に分かれていく現象である。これは増殖のステージが末期に近づいた時に、巨大化した毛細血管で起こる。この血管はすでに円筒形ではなく平たい構造をしており、しかも血管壁は極端に薄くなっている。この血管の外側でがん細胞が増えて、血管を圧迫し始めると、その圧迫を避けるかのように、血流がふた手に分かれていく。筆者はこれをスプリットと表現したが、3.6.3.で説明した嵌入による血管形成の一形態かもしれない。

　④の血管の退縮は、一定時間、血流が停止した腫瘍血管でしばしば起こる。しかし、長時間停止しても、血流が回復する血管も多く見ら

れ、退縮するか否かが何によって決まるのかは明らかではない。血流停止により血管が退縮する現象は、血管研究のパイオニアのひとりであるサンディソン（Sandison）[67] が報告している（図3-27）。

上に述べたように、腫瘍血管の複雑なネットワークは、各様式が単独で、あるいは組み合わさって形成され、発芽のみで作り出されるものではない。しかし、3.6.で述べた、がん細胞そのもの、および外来の未分化細胞が、このネットワーク形成にどのように関与しているのかはわかっていない。

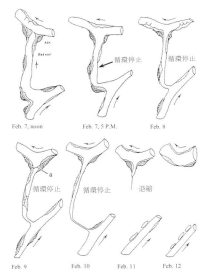

図3-27 毛細血管の退縮

ウサギの耳介透明窓での観察．原著にスケールは記載されていないが、血管径は10〜20μm程度と思われる．長時間、血流が停止した後、血管が退縮した例である．腫瘍の場合は、退縮はより短時間で起こる．

Sandison JC. Am J Anat 41: 475-496（1928）より

文献

[1] Konerding MA et al (1989) The vasculature of xenotransplanted human melanomas and sarcomas on nude mice. II. Scanning and transmission electron microscopic studies. Acta Anat 136: 27-33

[2] Steinberg F et al (1990) The vascular architecture of human xenotransplanted tumors: histological, morphometrical, and ultrastructural studies. J Cancer Res Clin Oncol 116: 517-24

[3] Morikawa S et al (2002) Abnormalities in pericytes on blood vessels and endothelial sprouts in tumors. Am J Pathol 160: 985-1000

[4] Majno G (1963) Ultrastructure of the vascular membrane. Handb Physiol, Bethesda, pp 2293-375

[5]　Roberts WG (1997) Neovasculature induced by vascular endothelial growth factor is fenestrated. Cancer Res 57: 765-72

[6]　Long DM (1970) Capillary ultrastructure and the blood-brain-barrier in human malignant brain tumors. J Neurosurg 32: 127-44

[7]　Waggener JD & Beggs JL (1976) Vasculature of neoplasms. Adv Neurol 15: 27-49

[8]　Hashizume H et al (2000) Openings between defective endothelial cells explain tumor vessel leakness. Am J Pathol 156: 1363-80

[9]　Inai T et al (2004) Inhibition of vascular endothelial growth factor (VEGF) signaling in cancer causes loss of endothelial fenestrations, regression of tumor vessels, and appearance of basement membrane ghosts. Am J Pathol 165: 35-52

[10]　Dvorak AM et al (1996) The vesiculo-vacuolar organelle (VVO) : a distinct endothelial cell structure that provides a transcellular pathway for macromolecular extravasation. J Leukoc Biol 59: 100-15

[11]　Baluk P et al (2003) Abnormalities of basement membrane on blood vessels and endothelial sprouts in tumors. Am J Pathol 163: 1801-15

[12]　Thoma R (1893) Untersuchungen über die Histogenese und Histomechanik des Gefässystems. Stuttgart, F. Enke

[13]　Roux W (1879) Die Bedeutung der Ablenkung des Arteriensystems bei der Astgabe. Z Naturwiss 13: 321-37

[14]　エイドリアン・ベジャン、J・ペダー・ゼイン (2013)「流れとかたち」、紀伊國屋書店

[15]　Clark ER (1918) Studies on the growth of blood-vessels in the tail of the frog larva – by observation and experiment on the living animal. Am J Anat 23: 37-88

[16]　Hudlicka O (1991) What makes blood vessels grow? J Physiol 444: 1-24

[17]　Hori K et al (1990) In vivo analysis of tumor vascularization in the rat. Jpn J Cancer Res 81: 279-88

[18]　Ide AG et al (1939) Vascularization of the Brown-Pearce rabbit epithelioma transplant as seen in the transparent ear chamber. Am J Roentgenol 42: 891-99

[19]　Greenblatt M & Shubik P (1968) Tumor angiogenesis: transfilter diffusion

- studies in the hamster by the transparent chamber technique. J Natl Cancer Inst 41: 111-24
[20] Folkman J (1971) Tumor angiogenesis: Therapeutic implications. New Engl J Med 285: 1182-6
[21] Ferrara N & Henzel WJ (1989) Pituitary follicular cells secrete a novel heparin-binding growth factor specific for vascular endothelial cells. Biochem Biophys Res Commun 161: 851–8
[22] Terman BI et al (1991) Identification of a new endothelial cell growth factor receptor tyrosine kinase. Oncogene 6: 1677-83
[23] Senger DR et al (1983) Tumor cells secrete a vascular permeability factor that promotes accumulation of ascites fluid. Science 219: 983-5
[24] Ferrara N & Davis-Smyth T (1997) The Biology of Vascular Endothelial Growth Factor. Endocrine Rev 18: 4-25
[25] Dvorak HF et al (1987) Fibrin containing gels induce angiogenesis: implications for tumor stroma generation and wound healing. Lab Invest 57: 673–86
[26] Gimbrone MA et al (1972) Tumor dormancy in vivo by prevention of neovascularization. J Exp Med 136: 261-76
[27] Warren BA & Shubik P (1966) The growth of the blood supply to melanoma transplants in the hamster cheek pouch. Lab Invest 15: 464-78
[28] Eddy HA & Casarett GW (1973) Development of the vascular system in the hamster malignant neurilemmoma. Microvasc Res 6: 63-82
[29] Chambers R & Zweifach BW (1944) Topography and function of the mesenteric capillary circulation. Am J Anat 75: 173-205
[30] Nicoll PA & Webb RL (1946) Blood circulation in the subcutaneous tissue of the living Bat's wing. Ann NY Acad Sci 46: 697-71
[31] Lutz BR & Fulton GP (1954) The use of the hamster cheek pouch for the study of vascular changes at the microscopic level. Anat Rec 120: 293-307
[32] Wiedeman MP (1984) Architecture. Handb Physiol. Sect 2: Cardiovasc Syst 4: 11-40
[33] Sandison JC (1928) The transparent chamber of the rabbit's ear, as seen with the microscope. Am J Anat 41: 447-74
[34] Algire GH & Legallais FY (1949) Recent developments in the transparent-

chamber technique as adapted to the mouse. J Natl Cancer Inst 10: 225-53
［35］Sanders AG & Shubik P (1964) A transparent window for use in the Syrian hamster. Israel J Exp Med 11: 118
［36］Yamaura H et al (1971) Transparent chamber in the rat skin for studies on microcirculation in cancer tissue. Gann 62: 177-85
［37］Yamaura H & Sato H (1974) Quantitative studies on the developing vascular system of rat hepatoma. J Natl Cancer Inst 53: 1229-40
［38］Warren BA et al (1978) Metastasis via the blood stream: the method of intravasation of tumor cells in a transplantable melanoma of the hamster. Cancer Lett 4: 245-51
［39］Thomlinson RH & Gray LH (1955) The histological structure of some human lung cancers and the possible implications for radiotherapy. Br J Cancer 9: 539-49
［40］Yamaura H & Matsuzawa T (1979) Tumor regrowth after irradiation: an experimental approach. Int J Radiat Biol Relat Stud Phys Chem Med 35: 201-19
［41］Hori K et al (1992) Circadian variation of tumor blood flow in rat subcutaneous tumors and its alteration by angiotensin II-induced hypertension. Cancer Res 52: 912-6
［42］Nakadate T et al (1979) Quantitative study on the liberation of tumor cells into the circulating blood. Gann 70: 435-46
［43］フォークマン J (1975) ガンを誘発する TAF. 日経サイエンス 6: 51-63（Scientific American の翻訳版）
［44］Folkman J (1974) Tumor angiogenesis. Adv Cancer Res 19: 331-58
［45］Jain RK (2005) Normalization of tumor vasculature: an emerging concept in antiangiogenic therapy. Science 307: 58-62
［46］吉田富三（1949）吉田肉腫．寧楽書房、東京
［47］Sato H & Suzuki M (1963) Mechanism of metastasis formation. IV. Tumor cells in the circulating blood. 映画
［48］Dudley AC (2012) Tumor endothelial cells. Cold Spring Harb Perspect Med 2:a006536
［49］Borst M (1906) Einteilung der Sarkom. Beitr Path Anat 39: 507-38
［50］Warren BA (1979) The vascular morphology of tumors. In Peterson H-I

ed. Tumor blood circulation. pp 1-47
［51］ Hammersen F et al (1985) The fine structure of tumor blood vessels. Int J Microcirc: Clin Exp 4: 31-43
［52］ Maniotis AJ et al (1999) Vascular channel formation by human melanoma cells in vivo and in vitro: vasculogenic mimicry. Am J Pathol 155: 739-52
［53］ Chan YS et al (2000) Mosaic blood vessels in tumors: Frequency of cancer cells in contact with flowing blood. Proc Natl Acad Sci USA 97: 14608-13
［54］ di Tomaso E et al (2005) Mosaic tumor vessels: Cellular basis and ultrastructure of focal regions lacking endothelial call markers. Cancer Res 65: 5740-9
［55］ Ricci-Vitiani L et al (2010) Tumour vascularization via endothelial differentiation of glioblastoma stem-like cells. Nature 468: 824-8
［56］ Soda Y et al (2011) Transdifferentiation of glioblastoma cells into vascular endothelial cells. Proc Natl Acad Sci USA 108: 4274-80
［57］ 秦順一 (1982) 腫瘍と間質　新生血管の病理、人癌とヌードマウス（下里幸雄、玉置憲一 編）pp 53-9
［58］ Asahara T et al (1997) Isolation of putative progenitor endothelial cells for angiogenesis. Science 275: 964-7
［59］ Dondossola E et al (2013) CD13-positive bone marrow-derived myeloid cells promote angiogenesis, tumor growth, and metastasis. Proc Natl Acad Sci USA 110: 20717-22
［60］ Burri PH & Tarek MR (1990) A novel mechanism of capillary growth in the rat pulmonary microcirculation. Anat Rec 228: 35-45
［61］ Djonov V et al (2000) Intussusceptive angiogenesis Its role embryonic vascular network formation. Circ Res 86: 286-92
［62］ Patan S et al (2001) Vascular morphogenesis and remodeling in a human tumor xenograft: blood vessel formation and growth after ovariectomy and tumor implantation. Circ Res 89: 732–9
［63］ Hlushchuk R et al (2008) Tumor recovery by angiogenic switch from sprouting to intussusceptive angiogenesis after treatment with PTK787/ZK222584 or ionizing radiation. Am J Pathol 173: 1173-85
［64］ Horton RE (1945) Erosional development of streams and their drainage basins: Hydrophysical approach to quantitative morphology. Geol Soc

　　　　 Amer Bull 56: 275-370
［65］フィリップ・ボール（2012）枝分かれ．桃井緑美子 訳．早川書房
［66］Hori K et al (1991) Characterization of heterogeneous distribution of tumor blood flow in the rat. Jpn J Cancer Res 82: 109-17
［67］Sandison JC (1928) Observation on the growth of blood vessels as seen in the transparent chamber introduced into the rabbit's ear. Am J Anat 41: 475-96

第4章

がんの病態生理

4.1. 円筒管の流量を決める因子—ハーゲン・ポアズイユの法則

血流と血管について説明してきたが、ここで、血流量を決定する因子について考える。その理解には単純な円筒管モデルが役立つ。円筒管を流れる水の流量 Q には、図4-1に示すような式が成立することを、ハーゲン（Hagen）とポアズイユ（Poiseuille）が、同時期に、独立した実験によって明らかにした [1]。

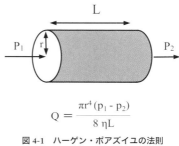

図4-1　ハーゲン・ポアズイユの法則
説明本文.

ここで r は管の半径、$p_1 - p_2$ は管の両端にかかる圧力差、L は管の長さ、η は流体の粘性である。

この式の意味は、管が太く、両端の圧力勾配が大きいほど流量は多くなり、管が長く、流体の粘性が強いほど抵抗が大きくなって流量が少なくなるということである。電圧と電流と抵抗の関係を示すオームの法則と同じように、直観的に理解し易い式である。粘性を一定とすると、これらの要因の中で最も大きな影響力を持つのが管の太さである。流量は管の半径の4乗に比例するからである。血管がわずかに太くなっただけで血流量が大きく増加するのはこのためである。

腫瘍血管は断面がいびつであり、円管構造ではないものが多い。したがって、腫瘍血流量の厳密解は式の計算では得られない。しかし、それを求める必要もない。大切なことは、ハーゲンとポアズイユが明らかにした流れの要因、すなわち管の断面、長さ、そして圧勾配が、腫瘍血流量の場合にも決定要因になることを理解することである。

4.2. 膜で隔てられた2相間の物質移動を決定する因子

次に、毛細血管を介した物質移行がどのような要因に支配されるのかを

考える。それには、穴のあいた人工膜モデルについての理論、つまり「細孔理論」が参考になる。電子顕微鏡による観察から、毛細血管には人工膜のような孔は存在しないことがわかっているが、この分野の研究者は、内皮細胞接合部の構造、つまり間隙、有窓性毛細血管の窓などを細孔とみなし、研究を進めてきた。はじめに膜通過の理論を見ていくことにしよう。

4.2.1. 膜通過の理論式

この理論では2種類の「流れ」を考える（図4-2）。一つは膜を通過する水の容積流（Jv）で、単位面積、時間あたりにどれだけの体積の水が動くかである。そして、もう一つは、溶質流(Js)で、単位面積、時間あたりにどれだけの溶質分子が膜を通過するかである。JvとJsは以下の理論式で表示される [2]。

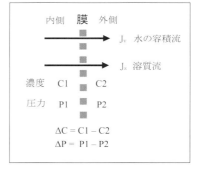

図4-2　膜を介する水と水溶性物質の移動

ただし、電荷のない物質の溶液が、一様に穴があいた膜を介し、内側と外側で濃度差ΔCと静水圧差Δpが生じているという前提である。

その場合、容積流 Jv は次の式で示される。

$$Jv = Lp(\Delta p - \sigma \Delta \pi)$$

ここで、Lpは膜の濾過乗数（hydraulic conductivity）であり、膜の性質を示すものである。通常は膜の穴の大きさと数で決まる。Δpは静水圧差、つまり、膜を隔てた二つの相の圧力差であり、微小循環においては毛細血管圧と間質液圧との差ということになる。$\Delta \pi$は溶質によって生じるファントホッフ（van't Hoff）の浸透圧差、σは膜に対する反射係

数（reflection coefficient）である。σは溶質のサイズと膜孔のサイズとの関係で決まり、物質が小さいほど通りやすくなり、ゼロに近づく。逆に、物質が大きいほど通過しにくくなり、その値は1に近づいていく。

溶質流 Js は次の式で表される。

$$J_s = P_s \Delta C + J_v(1-\sigma)C$$

ここで、右辺第1項は、拡散で孔を通過する量（P_s は膜透過係数、ΔC は濃度勾配）である。P_s には孔の大きさと数、および溶質の拡散性が関係する。分子サイズが小さくなるほど孔の相対サイズは大きくなり、拡散性も高くなる。第2項の $J_v(1-\sigma)C$ は、濾過によって水と共に動く溶質の量である。Cは膜孔内の溶質の平均濃度である。

ハーゲン・ポアズイユ式で述べたように、重要なことは生体での計測値をこれらの理論式に当てはめて厳密解を求めようとすることではなく（そしてそれは現実的ではない）、物質移行に関わる要因は何か、そして、パラメータが変化した時に、物質移行がどのように変わるのかという「関係」を理解することである、と筆者は思う。上記の式から、血管から組織への薬の移行には、血管内外の濃度勾配、圧勾配、薬のサイズ、組織の対流などが関係していることが読みとれる。

4.2.2. 細孔理論からドラッグデリバリーを考える

物質移動の法則に基づいて、抗がん剤のがん病巣への移行を考えると、ドラッグデリバリーの問題がわかりやすくなる。また、人為的に操作できるパラメータと、できないパラメータを区別することができる。

抗がん剤のがん組織への移行量を高めるということは、腫瘍での J_s を上げるということにほかならない。J_s を上げるには $P_s\Delta C$ と $J_v(1-\sigma)C$ を上げる必要がある。ΔC、つまり腫瘍血管内外の薬剤の濃度勾配は、投与する抗がん剤の濃度を上げることで大きくすることができる。しか

し、現実には副作用の問題があり、簡単に抗がん剤の濃度を上げることはできない。Psは孔の大きさと頻度、および抗がん剤の拡散性により決まる。分子量や形状により抗がん剤の拡散性は決まっているので、Jsを上げるには、穴の大きさを上げ、数を増やさなければならない。それは腫瘍血管にメカニカルディステンション（機械的膨張）を起こすことで実現可能になる。抗がん剤に対する孔の相対サイズが上がるからである。また、血流が停止している領域に血流を再開通させれば、孔の数が増加したのと同じ効果となり、ドラッグデリバリーは促進される。

第1章の薬剤感受性をみる動物実験で、ip-ivシステムで薬を投与すると、ip-ipシステムの投与より効果が下がることについて述べた。ip-ipシステムは実験で用いられるひとつの手法であり、臨床ではこのシステムで薬を投与する局面はほとんどないと思われる。薬剤感受性スペクトラムの結果をドラッグデリバリーの視点で説明すると、ip-ivシステムは薬とがん細胞の間に血管という膜があり、必然的にJvとJsの問題が生じてくるモデルということになる。

4.3. 微小循環パラメータの計測

ハーゲン・ポアズイユ式と膜通過の理論式でわかるように、腫瘍血流や物質移行などを考えるには、それを支配する微小循環のパラメータ、特に流量、圧力、抵抗を解析することが重要である。血流については第2章で説明したので、ここからは圧力を中心に話を進める。

4.3.1. 微小血管圧の測定

図4-3は、微小血管圧を測定するために、筆者が開発した装置である[3][4]。筆者はこの装置を研究の様々な局面で用い、多くの循環現象のしくみを理解することができた。それを説明する前に、装置の構造と測定法を記しておきたい。

第4章 がんの病態生理

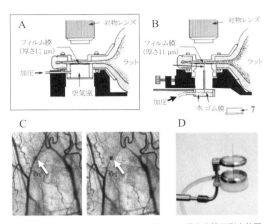

A. マンシェット型圧力計
B. ニードル型圧力計
C. 写真左は針が膜を介して血管に接触したところであり（白矢印）、これがゼロ点．写真右は加圧で血流が停止したところ．この時点の圧力を血管圧とした．
D. センサー部分の最終バージョン．

Hori K et al. Invasion Metastasis (1981) より
Hori K et al. Gann (1983) より

図4-3 微小血管圧測定装置

　図4-3Aに示す透明窓の片面は、厚さ11 μmのフィルムメンブレンでできており、同側に空気室を取り付けている。図からわかるように、フィルムメンブレンは空気室の構造の一部である。

　血管圧の測定は、まず顕微鏡下で空気室に陽圧をかけ、メンブレンを圧迫する。視野にある組織の血流が停止すると、今度は圧力を徐々に抜いていく。そして、血流が再開通した時点の圧力を血管圧とした。マンシェット（上腕式血圧計のカフ）で血圧を測定するのと同じ原理なので、この装置を「マンシェット型」とよぶことにする。

　図4-3Bの装置は、透明窓の片面がフィルムメンブレンであるところは同じであるが、微小血管一本一本の圧力を測定することができる。メンブレンを介して、径100 μmの微小針で、直接、微小血管を押すのである。針の材料は、東北大学金属材料研究所と仙台精密材料研究所（当時）が共同で開発したスプロン100（コバルト、ニッケル、鉄を素材とする合金）である。この針の直径は上面と下面共に正確に100 μmであり、髪の毛よりわずかに太い程度のものである。たわみにくいため、針の下面にかけた圧力を損失なしに上面に伝えることができる。

　測定は次のようにして行う。まずマイクロマニプレータを操作し、測

定しようとする血管に針の上面を接触させる（図4-3C 左矢印）。その時点の圧力がゼロ点である。次に、ミリメータ水柱のレベルで加圧できる装置を用い、徐々に圧力を上げていくと血流が停止する（図4-3C 右矢印）。その水柱圧がその血管の圧力である。この例で示された細静脈の圧力は13.5cm H_2O と計測された。装置にも様々な改良を加えたが、図4-3Dに示したものが、センサー部分の最終バージョンである。この装置を「ニードル型」とよぶことにする。

4.3.2. 微小循環単位拡大の力学的背景

第3章の 3.7.5. で挙げた疑問点のひとつ、腫瘍の微小循環単位がなぜ拡大することができるのかについては、「ニードル型」の装置を用いて、その理由を明らかにした。答えは、腫瘍血流支配血管の圧力が腫瘍増殖と共に上昇するということである。

この解析実験には、透明窓内で比較的ゆっくりとした増殖をする腹水肝癌AH272を用い、腫瘍サイズを計測すると共に、腫瘍血流支配血管の同一部位の圧力変化を測定した。表 4-1 に、経日的に測定した両者の関係の一例を示す。

腫瘍血流支配血管のオリジンは終末細動脈のうちの一本である。したがって、その圧力はもともと15から20 mmHg程度のものである。これが

表 4-1　腫瘍の成長に伴う血流支配血管圧の上昇

がん移植後の日数	腫瘍サイズ mm^3	腫瘍血流支配血管の圧力 cm H_2O (mm Hg)
9	1.2	41.3 (30.4)
13	2.2	56.2 (41.3)
15	3.1	126.0 (92.7)

Hori K et al. JJCR (1991) より

腫瘍サイズの増大と共に上昇しはじめ、最終的には全身血圧（約100 mm Hg）に近い圧力となった。

しかし、支配血管の圧力上昇はそこまでであり、それ以上にはならなかった。つまり、そこが1本の腫瘍血流支配血管でまかなえる腫瘍循環単位の成長の限界である。そして、限界点を越えてしまうと、血流が著

しく低下した領域や、一時的に血流が停止した領域が多数出現してくる。

　ネットワークが拡大して血管全長が長くなると、流れに対する腫瘍自体の抵抗が大きくなる。支配血管の圧力上昇は、現象的には、それに対応した形となっている。筆者らの実験だけでは、支配血管の圧力が高まるからネットワークが拡大するのか、ネットワークの拡大が支配血管の圧力上昇を促すのかは明らかではない。ものごとの第一原因の解明はむずかしいが、上位の細動脈の圧力が下位の細動脈にそのまま伝わっていく何らかのメカニズムがあることは確かである。

　腫瘍がさらに大きくなった時には、多くの循環単位が合体して、支配血管の数が増えることにより、拡大したネットワークの血流が維持される。このことについては 3.7.6. で説明した。

4.3.3. 間質液圧の測定

　次に間質液圧を考える。血管圧は血流量を決めるひとつの要因であると共に、血管から組織に物質を押し出す駆動力として働く。逆に、組織が血管を押す力として働くのが間質液圧である。それゆえに、間質液圧は循環解析をする場合の必須のパラメータといえる。測定法にはウイック法とカプセル法がある［5］。

　ウイック法は、ショランダー（Scholander）［6］らが開発した方法である。ウイックとは「ろうそくの芯」の意味である。側壁に小さな穴をあけた注射針に綿繊維を詰め、それを直接組織に刺すと、毛細管現象で注射針の内部が組織液で満たされる。それにより、気泡に遮られることなく、注射針内の水と組織液とが連続し、間質の圧力を測定できる。ウイック法は比較的簡単に間質液圧を測定できるが、そのつど組織を針で刺すことになる。そのため、同じ場所の間質液圧を経日的に追跡することができない。

　カプセル法は、ガイトン（Guyton）［7］が開発した方法である。多数の細かい孔のあいたカプセルを組織の中に埋め込み、そのカプセルを介

して間質液圧を測定するのである。この方法の長所は、一匹の動物で間質液圧の変化を経日的に測定することができることである。なお、ウイック法とカプセル法の測定値自体は両者で大きな違いはないことがわかっており、筆者もそのことを確かめている。

　ガイトンは大気圧を基準点にすると、皮下組織の間質液圧はわずかな陰圧を示すことを発見した。陰圧ということは水が引っ張られているということであり、体液の循環がスムーズであることを意味している。それにはリンパ管の機能も関係しているものと思われる。

4.3.4. 腫瘍増殖に伴う間質液圧の上昇

　筆者は図4-4Aに示す拡散チャンバー（diffusion chamber）を用い、間質液圧を測定した。この方法はカプセル法の変法ということができる。チャンバーの両面に貼り付けるフィルターの孔のサイズは0.45 μmであり、この膜孔は、細胞は通過できないが物質は自由に通すサイズである。アクリル樹脂で作ったリングの側面にはポリエチレンチューブを取り付けている。このチャンバーを皮下に埋め込めば、ポリエチレンチューブを介して、液圧を経日的に測定することができる。埋め込んだチャンバーの周りにがん細胞を移植し、腫瘍が生育したラットを図4-4Bに示す。腫瘍はチャンバーを取り囲んで増殖し、チャンバーは腫瘍の内部に収まっている（図4-4C）。

　この装置で腫瘍間質液圧を経日的に測定した結果が図4-5である。二つの腫瘍（AH109AとAH272）のいずれも、増殖と共に間質液圧は上昇していく。同じサイズの腫瘍を比較すると、AH272の液圧はAH109Aより高い。AH272でより早く壊死が出現するのは、液圧の上昇により腫瘍血管が圧迫され、腫瘍血流量の低下を招くことが主要原因と考えられる。

　筆者らの実験では、腫瘍の間質液圧は30 cm H_2O（約22 mmHg）くらいまで上昇したが、この圧力で腫瘍血管はどれくらい圧迫されるのだろうか、また、血流量にどれほどの影響があるのだろうか。これは、「マ

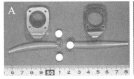 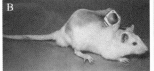 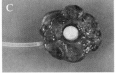

図 4-4 拡散チャンバー

A. 拡散チャンバー
B. ラット皮下に挿入したチャンバー
　アルミ枠はチャンバーを支えるためと、圧力を測定する時にゼロ点の位置を厳密にするために使用
C. 腫瘍内に取り込まれた拡散チャンバー

Hori K et al JJCR (1986) より

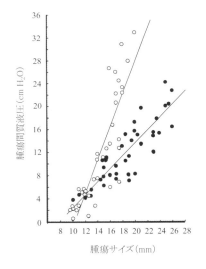

● AH109A [y = 1.080 x − 8.296 (r = 0.87, p < 0.001)]; ○ AH272 [y = 2.763 x − 28.146 (r = 0.86, p < 0.001)].
両腫瘍共に、サイズの増大に相関して間質液圧が増大している。腫瘍サイズは厚さで評価している。

Hori K et al. JJCR (1986) より

図 4-5 腫瘍サイズと間質液圧

ンシェット型」装置で血管に外圧を加えた状態がモデルになる。その様子を図 4-6 に示す。A は加圧前、B と C はそれぞれ 15 cm H_2O（約 11 mmHg）、30 cm H_2O（約 22 mmHg）の陽圧を加えた時の状態である。組織を押す圧力が確かに血流に影響を及ぼしている。それほど大きいとは思われない外圧でも、腫瘍血管自身の圧力は低いので、十分な影響力を持つことになる。

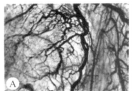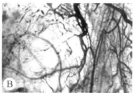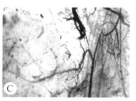

図 4-6 外圧による血管圧迫
マンシェット型装置の空気室の圧力を上げた様子．A, 0 cm H₂O ; B, 15 cm H₂O ; C, 30 cm H₂O

Hori K et al. Invasion Metastasis（1981）より改編

4.3.5. 腫瘍血管内外圧差―がん細胞を押し出す力

　腫瘍が大きくなると腫瘍血管圧はどう変化するのだろうか。そのことも把握しておく必要がある。ここでも解析には「マンシェット型」の装置を用いた [8]。方法は以下のとおりである。はじめに顕微鏡下に存在する血管の血流がすべて止まるまで、空気室の圧力を上げる。次に、P_4、P_3、P_2、P_1、P_0 と圧力を下げていくと、その圧に対応した血管面積レベル（％）が L_4、L_3、L_2、L_1、L_0 と計測される（図4-7A）。そこから、例えば、圧力が P_2 から P_1 までの範囲にある血管の割合は、26.3％（37.0-10.7）と算出され、視野にある血管の圧力分布を求めることができる（図 4-7B）。

　この方法で腫瘍血管の圧力分布の変化を経日的に調べた一例を図4-7C に示す。この例では、がん細胞移植後15日目から、連日3日間、計測を行った。腫瘍増殖に伴い、血管圧の分布は低圧側にシフトし、腫瘍血管は消滅していく。間質液圧が上昇するのとは逆に、腫瘍血管圧は腫瘍増殖と共に低下していくのである。

　腫瘍増殖に伴い、腫瘍の間質液圧が上昇し、血管圧が低下していくと、水力学的圧差が狭まり、濾過圧が低下することになる。この微小環境の状態は、第3章で述べたように、組織から血管にがん細胞を押し出す力が相対的に上がり、一方、高分子や巨大分子を血管から組織に押し出す力が相対的に弱くなっていくことを意味する。中舘が、「腫瘍壊死は、がん細胞の血管への移行がすでに始まったことを示す組織学的な目安にな

第4章 がんの病態生理

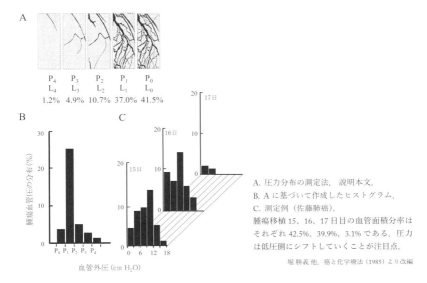

図 4-7 微小血管圧分布の経日的変化

る」という結論を導いたが(3.3.4.)、腫瘍血管内外圧差の研究結果は、その結論を支持している。

4.3.6. 血流の低下・停止領域、および壊死が出現する理由

　腫瘍体積が増大すると、内部に血流が低下した領域や停止した領域が出現することを見てきたが、圧力変化の実験結果から、その理由の一端を説明することができる。
　一つは、4.3.4.で示したように、腫瘍間質液圧の上昇が血管を圧迫することである。また、がん細胞の制御のない増殖によって、スペースに占める細胞の密度が異常に高くなり、腫瘍組織内に機械的な圧力が発生することも、血流の低下を招く原因と考えられる。
　もう一つは、腫瘍血管ネットワークの過剰な拡大である。それは、血流支配血管の圧力で、腫瘍内の全ての血管に一度に血流を送りこむこと

を困難にする。支配血管が圧力不足になっていることは、アンジオテンシンⅡでその圧を上げると、血管ネットワーク全体に血流が行き渡ることを見ると明らかである。

4.4. アンジオテンシンⅡで腫瘍血流量が増える循環メカニズム

このセクションでは、腫瘍血管ネットワークの構造と機能の解析をさらに進め、アンジオテンシンⅡでなぜ腫瘍血流が増量するのかを明らかにしていく。

4.4.1. 昇圧剤による正常と腫瘍の血流量変化

アンジオテンシンⅡ、エピネフリン、メトキサミンで血圧を上げると、腫瘍血流と皮下組織の血流が特徴的な反応をすることを、第2章で述べた。表4-2はその測定データをまとめたものである。

アンジオテンシンⅡでは、腫瘍血流量は増加するが、正常皮下の血流量は低下する。エピネフリンでは、腫瘍も皮下も共に血流量は低下する。そして、メトキサミンでは、両者の血流量に顕著な変化がみられない。このように、同じレベルの昇圧でも全く異なる血流反応をする理由を考え、アンジオテンシンⅡによる腫瘍血流増量のメカニズムの解析を進めていく。

表 4-2　昇圧剤による腫瘍及び皮下の血流量変化

昇圧薬（用量）	数	血圧上昇率(%)	腫瘍血流量 (mL/min/100g)		皮下組織血流量 (mL/min/100g)	
			平常血圧	昇圧	平常血圧	昇圧
AII (2.5 μg/mL)	18	53.5	25.7±15.3	43.6±19.8*	14.8±7.5	9.1±5.4*
エピネフリン (0.1mg/mL)	15	55.3	19.2±11.5	8.8±4.5*	13.3±7.8	7.4±2.9*
メトキサミン (1.0mg/mL)	13	47.6	24.0±19.5	25.7±19.3[NS]	15.4±6.3	13.1±5.1[NS]

AII, アンジオテシンⅡ. *, $P < 0.05$; NS, 有意差なし．腫瘍と皮下の血流量は2チャンネルで同時に測定．

Hori K et al. Cancer Res (1993) より

4.4.2. 腫瘍血管自身はアンジオテンシンIIに反応しない

　腫瘍血流が増量するのは、アンジオテンシンIIが腫瘍血管に直接作用したことによる結果なのだろうか。それを知るには、腫瘍血管にアンジオテンシンIIを直接接触させて、反応を見なければならない。そのために、筆者は図4-8に示すような、電極をポリエチレンチューブで被覆した特殊な水素電極を考案した。チューブと電極の間にできるミクロン単位のすきまを通って、電極先端部のセンサーのまわりから、極微量の薬液が滲み出るしくみである。この方法で、血流測定部の腫瘍血管とアンジオテンシンIIを直接接触させたが、腫瘍血流量には何の変化も起こらなかった。しかし、そのあと、アンジオテンシンIIを尾静脈から投与すると、同一部位の腫瘍血流量は約2.5倍に増加した。

　もうひとつの技術を用いて、確認実験を行なった。透明窓内に腫瘍血管網が樹立された時に、石英の透明プレートを外し、露出した腫瘍血管にアンジオテンシンIIを直接滴下したのである。この方法でも、腫瘍血管は何の血流反応も示さなかった。このことから、腫瘍血流量の増加は、腫瘍血管へのアンジオテンシンIIの直接反応によるものではないと結論した。

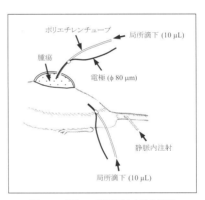

図4-8　血流への直接反応を見る電極

Hori K. Cancer Metastasis Rev (2012) より

4.4.3. 腫瘍血流支配血管は早期に受動血管に変わる

　毛細血管や細静脈は、腫瘍に巻き込まれると、もとの形態の痕跡すら留めないほど変形する。これに対して、細動脈は、どの次数の血管も長く伸びて大型化する。拡大した枠組みはもとの枠組みと相似に近く、走

行自体に大きな変化はない。そして、巻き込まれた細動脈はどれも拡張状態となるが、収縮機能は保持されている。特に、血管の周りを平滑筋が密に取り囲んでいる上位の細動脈は、腫瘍壊死で血管システムが崩壊する直前まで流れを保ち、昇圧剤で収縮反応を示す。

しかし、細動脈の階層構造の下位に位置する終末細動脈は、最も影響を受けやすく、腫瘍に巻き込まれると早期に収縮機能を喪失し、受動血管に変わる。この血管にくっついている平滑筋細胞はもともと数が少なく、しかもまばらな分布であるため脱落の影響が強く出るのである。内皮細胞と平滑筋細胞との相互作用に、アンジオポエチン／Tieシステムが関係するとされているが、腫瘍に巻き込まれたばかりの終末細動脈からの平滑筋細胞の脱落に、このシステムが関わっているかは明らかではない。

4.4.4. 腫瘍と正常組織は並列回路

腫瘍血管ネットワークは、終末細動脈の終末部を中心に拡がる循環単位でできていることを、第3章で説明した。また、腫瘍血管ネットワークと宿主の血管ネットワークがどのような連結様式をとっているかについてもふれたが、ここでさらに詳しく見ていく。電気回路をモデルとして考えるとわかりやすい。電気回路の基本は直列回路と並列回路である（図4-9）。

直列回路では、電流の通り道は一本であり、電流はどの場所でも同じである。また、電源の電圧は分配される。並列回路では、電流の通り道は分岐しており、電流は分配されるが、電圧はどの場所でも同じである。

もし正常皮下の微小循環の延長上に腫瘍循環単位が位置している

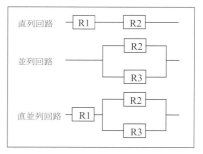

図4-9　直列と並列と直並列

堀勝義．作図

ならば、つまり、連結が直列であるならば、皮下の血流量が低下した時には、腫瘍血流量も低下しなければならない。しかし、実際には、アンジオテンシンⅡ昇圧で、皮下の血流量は低下するが、腫瘍の血流量は増加する。このことから、両者の血管ネットワークは直列ではなく、並列につながっていることがわかる [9]。

しかし、エピネフリン昇圧の場合には、B の並列回路では説明がつかない。腫瘍血流量と宿主の血流量が共に低下するからである。この現象は、並列回路の前にもうひとつ抵抗が存在する直並列回路（C）のモデルを考えれば説明がつく。血管ネットワークが実際にそのような関係になっているのかどうかを確認するためには、各昇圧剤がどの細動脈の血管抵抗を増強するのかを明らかにしなければならない。

4.4.5. 血管抵抗増強部位の決定法

筆者らは血管抵抗増強部位を決定する方法を考案した [10]。以下がその手順である。① ホートンの方法（3.7.1. 参照）で細動脈の次数を分類する。② 昇圧剤で全身血圧を約50%上昇させる。③ その時点での各次数の細動脈の圧力変化を「ニードル型」の血管圧測定装置を用いて測定する。④ 大きな圧落差が生じる次数間のうち、次数の高い細動脈が血管抵抗増強血管である。この方法でアンジオテンシンⅡ、エピネフリン、メトキサミンの血管抵抗増強部位を解析した。

4.4.6. 昇圧剤はどの細動脈の血管抵抗を増強するか

三つの昇圧剤で全身血圧を約50%上げた時の、各次数の細動脈の圧上昇率を表4-3に示す。アンジオテンシンⅡで全身血圧を100から約150 mmHg まで上げると、a2 と真性毛細血管（cap.）との間で著しい圧降下が生じているが、a4 と a3 の間、および a3 と a2 の間には大きな圧降下はない。このことから、アンジオテンシンⅡの血管抵抗増強部位は a2

表 4-3 昇圧薬の皮下細動脈血管圧に及ぼす効果

昇圧薬 (用量)	血圧上昇率 (%)	血管 分類	数	血管圧 (cm H$_2$O) 平常血圧	昇圧	変化率 (%)
AII (2.5 μg/mL)	52.8	a4	20	37.1 ± 7.8	53.4 ± 14.0*	43.9
	50.6	a3	32	29.3 ± 8.2	39.8 ± 10.1**	35.8
	45.0	a2	25	19.7 ± 3.6	26.3 ± 5.8*	33.5
	42.7	cap.	15	5.0 ± 1.9	4.2 ± 1.6*	-16.0
エピネフリン (0.1mg/mL)	52.0	a4	12	35.9 ± 7.9	46.0 ± 13.9*	28.1
	52.3	a3	19	29.6 ± 9.9	32.6 ± 13.1*	10.1
	53.3	a2	12	21.6 ± 2.7	19.7 ± 6.5^{NS}	-8.8
メトキサミン (1.0mg/mL)	55.0	a4	15	37.5 ± 7.7	45.3 ± 15.0*	20.8
	52.2	a3	14	29.3 ± 5.4	33.9 ± 7.8*	15.7
	50.1	a2	15	20.7 ± 6.5	23.1 ± 6.6*	11.6

AII, アンジオテンシン II. *, $P < 0.05$; **, $P < 0.001$; NS, 有意差なし.

Hori K et al. Cancer Res (1993) より

と決定される。

　一方、エピネフリンでは、全身血圧を同じく約50%上昇させると、a4とa3の間、およびa3とa2の間に比較的大きな圧降下が認められる。この結果から、エピネフリンの血管抵抗増強部位は、a4にもa3にもあるということになる。

　メトキサミンで全身血圧を約50%上昇させると、すべての次数の細動脈圧は上がる。しかし、その上昇率はアンジオテンシン II よりも小さく、また、次数間の圧落差はほとんど生じていない。つまり、血管抵抗はあるが、顕著な血管抵抗増強部位がないということである。

4.4.7. 腫瘍血流量増減のしくみ―直並列回路モデル

　ここまでの研究で、腫瘍血流支配血管は早期に収縮能力を失うこと、つまり、血流量を能動的に制御できなくなること、腫瘍血管自身は昇圧剤に反応しないこと、そして、血管抵抗増強部位は昇圧剤により異なることがわかった。これらを総合して考えたのが図4-10の模式図である。これは4.4.4で述べた直並列回路である。昇圧剤による腫瘍血流量増減の微小循環メカニズムはこのモデルで、以下のように説明できる。

アンジオテンシンIIの血管抵抗増強部位は a2（黒の丸）にあるため、その血管抵抗が増強されると、血流は迂回路を求めて、血流調節機能がなく受動血管になった腫瘍血流支配血管（＊）にバイパスフローとして流れ込む。また、細動脈 a3 の上昇した圧力が、直接支配血管に伝わることにもなる。

エピネフリンの場合は、より上流の a3 と a4 の血管（灰色の丸）が抵抗増強部位になるので、腫瘍血流支配血管を含む下流の血

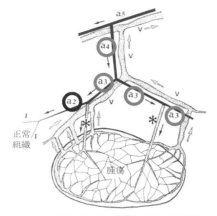

図 4-10　腫瘍血管床と正常血管床との連結関係
アンジオテンシンIIの血管抵抗増強部位はより末梢にある．
説明本文．

Hori K et al. Cancer Res (1993) より

管の圧力が低下し、正常も腫瘍も血流量が減少する。なお、エピネフリンは、交感神経を介して血管平滑筋に作用する。ファーネスとマーシャル（Furness & Marshall）[11]らは蛍光染色法を用いて、微小循環レベルの神経分布を調べている。自律神経はより中枢側の細動脈に多く分布しており、しかも上位の細動脈ほど密度が高かった。この知見は、エピネフリンの血管抵抗増強部位がアンジオテンシンIIよりも中枢側にあり、かなり上位の細動脈まで強力に収縮させるという筆者らの観測と一致する。一方、メトキサミンは、各次数の細動脈間にそれほど大きな圧落差を作らないために、正常血流にも腫瘍血流にも顕著な変化を及ぼさない。

これが結論である。全身血圧を同じレベルに上げても、薬剤によって異なる血流量変化をすることは、全身血圧の上昇が、腫瘍血流増量の本質ではないことを示している。1960年代の前半から、血管作動物質で腫瘍血流を変化させる研究が、米国やヨーロッパで盛んに行われ、メカニズムが議論されてきたが、筆者らの研究はそれに終止符を打った。

4.5. アンジオテンシンIIでがん組織に薬の移行が促進される理由

このセクションでは、アンジオテンシンIIで腫瘍血流が増量することが、なぜ腫瘍組織への薬の移行量促進につながるのかを説明する。これは直感と一致してわかりやすいが、細孔理論にもとづいた分析をすると、血流とドラッグデリバリーの関係がより明確になる。

4.5.1. 腫瘍組織内の抗がん剤濃度が上がる

図4-11は、アンジオテンシンII昇圧下での抗がん剤投与により、実際に、腫瘍の組織内濃度が上がることを証明したものである[12]。腫瘍にはAH109Aを用い、抗がん剤にはフルオレセインイソチオシアネート（FITC）で蛍光ラベルをしたネオカルジノスタチンを用いている。アンジオテンシンII昇圧下（145mmHg）で抗がん剤を投与し、昇圧を10分

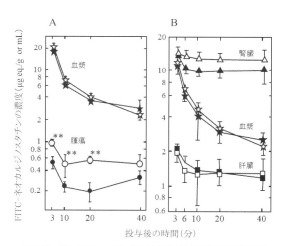

図4-11　アンジオテンシンIIによる抗がん剤の腫瘍選択的亢進
腫瘍，AH109A；抗がん剤，ネオカルジノスタチン．
図形の塗りつぶしの白がアンジオテンシンII併用群，黒がコントロール群．
腫瘍のみ組織内濃度が有意に亢進．**，$p < 0.01$

Abe I et al. JJCR (1988) より

間維持した後、所定の時間（3、6、10、20、40分後）に腫瘍と臓器を採ってすり潰し、遠心分離で得た上澄み液をサンプルとしている。

Aは、昇圧群と対照群での、腫瘍組織内の抗がん剤濃度の時間変化である。3分後、10分後、20分後に、昇圧群で有意の濃度亢進が認められ、組織内濃度は約2倍に上昇している。一方、腎臓、血漿、肝臓では、昇圧群と対照群との間で組織内濃度に有意差はない（B）。つまり、アンジオテンシンIIで、より多量の抗がん剤が、選択的に腫瘍に送り込まれたのである。

一般に、抗がん剤は分子量が800前後、あるいはそれ以下のものが多い。この実験に用いたネオカルジノスタチンは分子量約10,000で、サイズはやや大きめであるが、基本的には、分子量40,000くらいまでは、組織への移行性は低分子と同じような動きをすることが薬動力学的に知られている。

4.5.2. 腫瘍血管面積の増大—拡散効率の亢進

図4-12は、アンジオテンシンIIで、皮下組織の血管面積はやや低下するのに対し、腫瘍では血流の増量によって機能する血管の数が増え、血管面積が約2倍に増加したことを示している［13］。これは拡散面積が拡がったことを意味している。つまり、細孔理論で、物質が通過する膜孔が増えたのと同じ効果であり、4.2.で述べた理論式の溶質流 Js を上げることに寄与する。これにより、抗がん剤の血

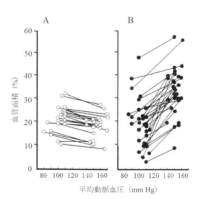

図4-12　アンジオテンシンIIによる血管面積の変化
A, 皮下組織；B, 腫瘍（AH109A）.
アンジオテンシンII昇圧により、皮下では組織に占める血管の面積比率は85%に低下したのに対し、腫瘍では210%に上昇した.

Hori K et al. JNCI (1985) より

管から腫瘍組織への移行が促進されることになる。皮下の血管の面積は増加していないので、移行量の増加は腫瘍選択的である。

4.5.3. 腫瘍血管内外圧差の拡大―濾過圧の亢進

　腫瘍増殖に伴って、腫瘍血管内外の水力学的圧差は縮まり、腫瘍血管から組織に向かう濾過圧が低下していくことは、4.3.5. で述べたとおりである。ここで、アンジオテンシンⅡ昇圧の腫瘍血管圧と間質液圧への影響をみると、両者共に圧力は有意に上昇する（図 4-13）。しかし、その上昇率は前者の方が圧倒的に大きく、腫瘍血管内外の水力学的圧差は拡大することを示している［14］。これは、理論式の溶積流 Jv を上げることに寄与する効果である。濾過圧の亢進は、高分子や巨大分子の移行の駆動力となる。

　第 2 章でも述べたが、現在、高分子化抗がん剤やナノ粒子化抗がん剤の腫瘍への到達を促進させる目的で、アンジオテンシンⅡによる腫瘍血流の増量と、それによって引き起こされる腫瘍血管のメカニカルディステンションが注目されはじめている［15］［16］。しかし、巨大分子の場合は、ザルから水が漏れるような現象は起きない。後述するが、低分子の移行は「秒（sec）」単位で進行するのに対し、巨大分子の組織内移行は「時間（hr）」単位で進行する。

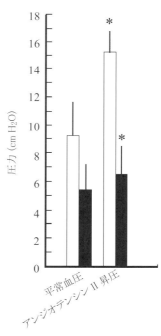

図 4-13　腫瘍血管内外圧差の拡大

白棒は血管圧、黒棒は間質液圧，いずれも平常血圧時よりアンジオテンシンⅡ昇圧で有意に上昇する（関連二群の検定なので黒棒も有意性がある）が、上昇の幅が血管圧の方が圧倒的に大きいため、血管内外圧差は大きく拡大することになる．
*, $p < 0.05$（Wilcoxon）

Hori K et al Microvasc Res（1994）を改編

アンジオテンシンⅡ昇圧を持続させる時間は5分から10分程度であるため、高分子、ミセルなどの巨大分子の移行に、それが実際にどの程度寄与するのか、また、移行量の促進があったとしても、はたしてそれは治療効果に十分に寄与できるほどの量なのか、計測に基づいた研究が必要とされる。

4.6. 腫瘍血流量、腫瘍増殖には日内変動がある

話がややわき道にそれるかもしれないが、ここで腫瘍血流のサーカディアンリズム(日内変動)にふれておきたい。腫瘍血流量と治療効果との関連で重要な所見があるからである。筆者は、腫瘍血管ネットワークの形成と固形腫瘍の病態生理の研究で、現象の連続性を追求する必要から、頻繁に夜どおしの実験を行なった。その実験の中から腫瘍血流量には日内変動があり、ラットの場合、夜間に増量するという現象を発見した[17](図4-14A)。そして、夜間に腫瘍血管ネットワークのリモデリングが活発化し、それに歩調を合わせるかのように腫瘍の発育が進展することを観察した[18]。

図4-14Bは、透明窓内で増殖する腫瘍で、午前7時と午後7時の輪郭をトレースし、重ね合わせた一例である。それはまるで年輪のように見える。Cは6時間ごとに腫瘍サイズを測定し、ダブリングタイムを計算した結果である。夜間に腫瘍の面積ダブリングタイムが短くなっており、その時間帯で腫瘍増殖が活発になることを示している。

Dは実際の木の年輪である。一年輪は春材(幅の広い部分)と秋材(狭い部分)から構成される。日本では春から夏にかけて気候は温暖で、光と水が豊富なので木はよく育つ。春材はその証である。がん細胞も栄養条件のよいところでよく成長する。タノック(Tannock)[19]はがん細胞の増殖と血管システムの関係を調べ、血管に近い(つまり栄養源に近い)位置にあるがん細胞ほど、増殖率が高くなることを示している。ラットの腫瘍も、夜間に血流が増加することで栄養を豊富に受け取り、

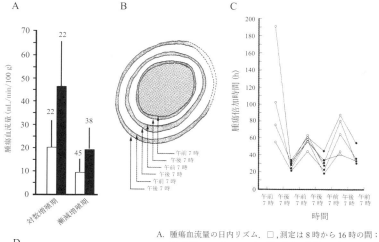

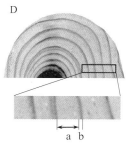

a, 春材；b, 秋材；a + b, 一年輪

A. 腫瘍血流量の日内リズム．□, 測定は8時から16時の間；■, 測定は20時から4時の間．棒上の数値は測定サンプル数．対数増殖期 (n = 22)、漸減増殖期 (n = 38) のいずれにおいても、夜間の腫瘍血流量は昼間の約2倍に増量 (p < 0.001).
B. 透明窓内の腫瘍の輪郭を午前7時と午後7時にトレースし、重ね合わせたもの．
腫瘍の増殖は夜間に活発である．
C. 腫瘍面積を6時間ごとに計測し、三つの時間点から面積倍加時間を計算．
倍加時間にはリズムがある．
D. 木の年輪．
幅の広いのが春材 (a)、狭いのが秋材 (b)、合せて一年輪．木の増殖には年単位のリズムがある．

A は Hori K et al. Cancer Res (1992) を改編；
B と C は Hori K et al. Br J Cancer (1995) から

図 4-14 腫瘍血流量と腫瘍増殖の日内リズム

老廃物の排泄もスムーズに進み、年輪形成と類似の現象が起きているのだと筆者は考えている．

腫瘍血流量の日内変動については、なぜ、この現象が起きるのかのメカニズムは明らかではない[注1]．しかし、現象の第一原因がわからなく

注1) 日内変動の分子メカニズムは、ジェフリー・ホール (Jeffrey C. Hall)、マイケル・ロスバッシュ (Michael Rosbash)、マイケル・W・ヤング (Michael W. Young) らにより解明され、その業績に対し、2017年にノーベル医学生理学賞が授与された．

ても、近接原因を基盤にして化学療法を行うことはできる。筆者は、血流が増量し、腫瘍増殖が活発な時間帯に合わせて薬を投与することで、治療効果が増強することを期待した。

4.7. 日内変動を利用した化学療法

ラットの場合、夜間になると、腫瘍血流量は昼間の約 2 倍に増加し、特に漸減増殖期に顕著な血流の低下領域や停止領域がまったく見られなくなる。しかも、その血流の増量が分（min）単位ではなく、時間（hr）単位で持続し、その時に、がん細胞の増殖は活発になる。さらに、細胞のDNA合成にも日内リズムがあり[20]、がん細胞と正常細胞の間には時間差がある[21]ということも報告されている。これは薬物治療には申し分のない条件といえる。そこで、昼間（午前11時）と夜間（午後11時）[注2]の 2 つの時間帯で化学療法を行い、効果を比較した。実験に用いた腫瘍は佐藤肺癌、抗がん剤は佐藤肺癌に高い感受性を持つドキソルビシン（別名アドリアマイシン）である。治療の結果を図4-15に示す[22]。

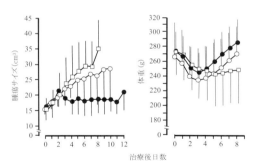

腫瘍, 佐藤肺癌：ドキソルビシンの用量は 5 mg/kg．□，無処置群（n = 6）；○，午前11時開始のドキソルビシン投与群（n = 8）；●，午後11時開始のドキソルビシン投与群（n = 8）．
●は○に比べて増殖を有意に抑えている（p < 0.05）が、○と□の間には有意差はない．●の体重減少は○と比べて軽度の傾向があるが有意差はない．

Hori K et al. Int J Cancer (1996) から

図 4-15　時間治療

注2）筆者が実験に用いた動物は、午前7時点灯、午後7時消灯の環境下で飼育していた。従って、午前11時は、正しくは、4 HALO (hours after light onset)、午後11時は 16 HALO である。

第 I 部　ドラッグデリバリー

　予想どおり、日内変動を利用した化学療法では、夜間の方が有意に腫瘍増殖を抑制し、副作用も軽い傾向にあった。にもかかわらず、延命効果の有意性は認められず、アンジオテンシンIIで5分間だけ腫瘍血流を増量させて行う昇圧化学療法よりも効果が勝るという印象もなかった。なぜなのか。その問題のひとつに抗がん剤の排出の問題があるのかもしれない。第6章の6.2.で説明する。

文献

［1］　Zweifach BW & Lipowski (1984) Pressure-flow relation in blood and lymph microcirculation. Handb Physiol – Section 2: The Cardiovascular – Volume IV: Microcirculation. (EM Renkin & CC Michel eds.) pp 251-308

［2］　A カチャルスキー & ピーター F カラン (2017) 生物物理学における非平衡の熱力学．（青野修、木原裕、大野宏毅 訳）みすず書房新装復刊

［3］　Hori K et al (1981) New technique for measurement of microvascular pressure in normal and tumor vessels of rats. Invasion Metastasis 1: 248-60

［4］　Hori K et al (1983) A micro-occlusion technique for measurement of microvascular pressure in tumor and subcutis. Gann 74: 122-7

［5］　Wiederhielm CA (1981) The tissue pressure controversy, a semantic dilemma. Tissue Fluid Pressure and Composition. (Hargens AR ed.) pp. 21-33 (1981)

［6］　Scholander PF et al (1968) Negative pressure in the interstitial fluid of animals. Science 161: 321-8

［7］　Guyton AC (1963) A concept of negative interstitial pressure based on pressures in implanted perforated capsules. Circ Res 12: 399-414

［8］　堀勝義他 (1985) 腫瘍増殖に伴う腫瘍血管内外圧差の変化．癌と化学療法　12: 1630-7

［9］　Suzuki M et al (1984) Functional characterization of the microcirculation in tumors. Cancer Metastasis Rev 3: 115-26

［10］　Hori K et al (1993) Microvascular mechanisms of changes in tumor blood flow due to angiotensin II, epinephrine, and methoxamine: A functional

第4章　がんの病態生理

morphometric study. Cancer Res 53: 5528-34
［11］Furness JB & Marshall JM (1974) Correlation of the directly observed responses of mesenteric vessels of the rat to nerve stimulation and noradrenaline with the distribution of adrenergic nerves. J Physiol 239: 75-88
［12］Abe I et al (1988) Increased intratumor concentration of fluorescein-isothiocyanate-labeled neocarzinostatin in rats under angiotensin-induced hypertention. Jpn J Cancer Res 79: 874-9
［13］Hori K et al (1985) Increase in tumor vascular area due to increased blood flow by angiotensin II in rats. J Natl Cancer Inst 74: 453-9
［14］Hori K et al (1994) Changes in vessel pressure and interstitial fluid pressure of normal subcutis and subcutaneous tumor in rats due to angiotensin II. Microvasc Res 48: 246-56
［15］Maeda H (2012) Vascular permeability in cancer and infection as related to macromolecular drug delivery, with emphasis on the EPR effect for tumor-selective drug targeting. Proc Jpn Acad Ser B Phys Biol Sci 88: 53-71
［16］Miller A et al (2016) Perfusion pressure is a critical determinant of the intratumoral extravasation of oncolytic viruses. Mol Ther 24: 306-17
［17］Hori K et al (1992) Circadian variation of tumor blood flow in rat subcutaneous tumors and its alteration by angiotensin II-induced hypertension. Cancer Res 52: 912-6
［18］Hori K et al (1995) Variation of growth rate of a rat tumour during a light-dark cycle: correlation with circadian fluctuations in tumour blood flow. Br J Canced 71: 1163-8
［19］Tannock IF (1968) The relation between cell proliferation and the vascular system in a transplanted mouse mammary tumour. Br J Cancer 22: 258-73
［20］Smaaland R et al (1991) DNA synthesis in human bone marrow is circadian stage dependent. Blood 77: 2603-11
［21］Klevecz RR et al (1987) Circadian gating of S phase in human ovarian cancer. Cancer Res 47: 6267-71
［22］Hori K et al (1996) Timing of cancer chemotherapy based on circadian variations in tumor tissue blood flow. Int J Cancer. 65: 360-4

第 5 章

薬の動きの可視化

5.1. 薬の組織内濃度の推移—蛍光物質の動きをリアルタイムで追跡する

　筆者らは、血管内に投与された蛍光物質がどのようにがん組織に移行し減衰していくのかを、長時間、リアルタイムで計測できるシステムを開発した [1]。システムは、透明窓、蛍光顕微鏡、高感度カメラ、吸入麻酔装置、記録装置、および画像解析装置から成り立っている。
　薬の組織内移行は、薬の投与後にいくつかの時間点で採血し、血中濃度の推移で推測されていることが多い。しかし、筆者らの測定では、血中濃度と組織内濃度との間にはタイムラグがあり、そのずれの程度は薬によって異なる。しかも、両者の濃度推移の曲線パターンは、必ずしも相似であるとは限らない。むろん血中濃度は薬の動態解析の重要なパラメータであるには違いないが、薬の効果を正確に予測するには、組織内濃度の推移を把握しなければならない。
　しかし、固形がんでそれを計測するのは、実は大変な時間と労力がかかる。タイムコースをとるためには、薬の投与後に、いくつかの時間点の濃度を計測しなければならない。第4章の4.5.1のデータは、数十匹のラットを使用して実験を行なった結果である。しかも、すでに述べたように、固形がんの組織は均一ではないため、どの部分をサンプリングするかという問題もある。
　筆者らのシステムでは、計測は適切なトレーサーがある場合に限られるが、一匹の動物での定点計測が可能なため、労力が大幅に軽減される上に、サンプリングバイアスの問題が生じない。測定する組織の位置を決めれば、2、3時間に一度、わずかな位置補正を行うだけで、同一部位の組織内濃度をリアルタイムで計測できる。短時間で組織から洗い出される物質では、再度、同量の物質を投与することで、条件を変えた場合の変化を求め、両者を比較することもできる。
　このシステムで得られる結果は、薬の動態を考える上で、確かな情報を提供する。アンジオテンシンIIによって腫瘍組織への物質移行が促進されるところを、そして、薬の分子量や投与法の違いによって組織内濃

5.2. アンジオテンシンIIによる物質移行の促進を見る

図5-1は、アンジオテンシンIIで腫瘍血流が増量したことにより、蛍光物質フルオレセインナトリウム（分子量376.27）の腫瘍組織への移行量が著しく亢進する様子を捉えたものである。Aが平常血圧下、Bが同一部位のアンジオテンシンII昇圧下における移行状態である。

蛍光が出現する速さ、最大蛍光強度、そして濃度がピークに達するまでの時間に注目すると、そのいずれもがアンジオテンシンIIで促進され、ドラッグデリバリーが著しく高まったことを示している。

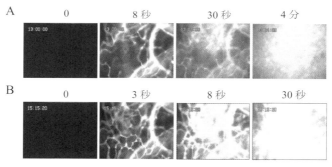

図 5-1 アンジオテンシン II による物質の移行促進
A. 平常血圧下.
  組織内濃度のピークは投与4分後.
B. アンジオテンシンII昇圧下.
  組織内濃度は著しく亢進し、30秒後にはほとんどピークに達する.

堀 勝義．未発表データ

図5-2は、血流停止領域での所見であり、Aは透過光で腫瘍血流の状態を見たものである。平常血圧下では血流は完全に停止しているが、アンジオテンシンIIで血流が再開通する。この例では、平常血圧下においては、蛍光物質は腫瘍組織にほとんど到達していない（B）。しかし、ア

ンジオテンシンⅡ昇圧下で投与すると、再開通した血流に乗って蛍光物質が腫瘍に到達し、15秒後には血管外に移行しはじめている（C）。

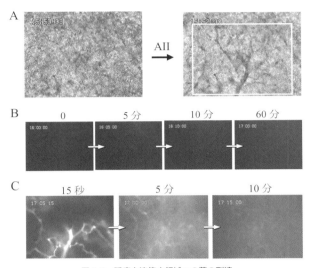

図 5-2　腫瘍血流停止領域への薬の到達

腫瘍はLY80
A. アンジオテンシンⅡにより腫瘍血流が増量する所見．白枠内がB, Cの視野．
B. 平常血圧下でフルオレセインナトリウムを静脈内投与した場合．
C. アンジオテンシンⅡ昇圧下でフルオレセインナトリウムを投与した場合（Bと同じ場所）．
この例では、平常血圧下では物質は腫瘍組織に全く到達していない．

堀 勝義．未発表データ

図5-3は、ダウノルビシンの体内動態を示す。ダウノルビシンはドキソルビシン（代表的な抗がん剤のひとつで別名はアドリアマイシン）と構造式と分子量がほぼ同じ抗がん剤であり（A）、生体では同じ動きをすると考えられる。

ダウノルビシンを用いたのは、蛍光強度でやや勝るからであるが、灰色矢印をつけた血管を見れば、血中半減期は非常に短いことがわかる。確かなことは、ダウノルビシンやドキソルビシンでは、静脈内に投与した用量のごく一部しか血管外の腫瘍に届かないということである。ここ

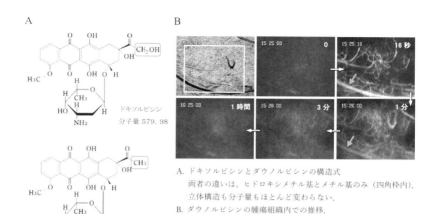

A. ドキソルビシンとダウノルビシンの構造式.
両者の違いは、ヒドロキシメチル基とメチル基のみ（四角枠内）.
立体構造も分子量もほとんど変わらない.
B. ダウノルビシンの腫瘍組織内での推移.
白四角内が蛍光観測の領域.
血中濃度の低下が非常に速いことに注目（グレー矢印）.

堀 勝義. 未発表データ

図 5-3　ダウノルビシンの組織内濃度（カラー口絵参照）

で、第1章の図1-1A と1-1B に示した薬剤感受性スペクトラムのダウノルビシン（DNR）とドキソルビシン（DXR）を見てほしい。両者共にip-ipシステムでは効果は高いが、ip-ivシステム（血管を介したシステム）では、まったく効力がない。この理由には両薬剤の血中半減期の短さが大きく関係しているのではないだろうか。

このような薬剤を平常血圧下で投与をすれば、腫瘍血流が停止している部位には、投与直後の高い濃度がまったく届かず、それ以後も届くことはなく、治療には大きな損失となるだろう。濃度依存性で血中半減期の短い薬には、特に、アンジオテンシンⅡが威力を発揮すると、筆者は考えている。

5.3. 薬のサイズで組織移行性が変わる

分子量が大きくなると血管から組織への移行性が低下することを示したのが図5-4である。この実験には分子量4,400と42,000のデキストラ

ンを用いた。いずれも FITC で蛍光標識をしている。分子量4,400では静脈内投与後 20 〜 30 分の間で組織内濃度はピークに達し、その後減衰して約 4 時間で投与前の蛍光強度に戻る。もとに戻ったところで、今度は分子量42,000のデキストランを投与した。

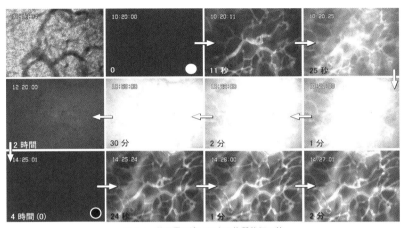

図 5-4 分子量の違いによる物質移行の差

腫瘍は LY80. 左上が透過光による撮影. 分子量 4,400 の FITC デキストラン（○）では、静脈内投与後数分以内に蛍光強度は大きく亢進する. 一方、分子量 42,000 の FITC デキストラン（●）の場合は、2 分経過後も、組織への移行速度は緩やかである.

堀 勝義．未発表データ

　両分子の移行速度と蛍光強度を比較すると、分子量4,400のデキストランの方が、42,000のものより、血管から組織に移行する速度は圧倒的に速く、血管外濃度がピークに達する時間も速い。腫瘍血管は高分子も低分子も同じように通過すると考えがちであるが、分子サイズの違いによる差はこのように歴然としている。

　また、低分子では、組織に移行する速度と濃度が、腫瘍と周辺の組織との間であまり違いがみられない。つまり、選択性がない。抗がん剤の分子量は800前後のものが多く、正常組織にも腫瘍と変わらない量が到達する。このことが、抗がん剤の副作用を避けることができない大きな理由である。

近年、がん治療薬として、分子標的薬の臨床への導入が著しい。その中で、薬の名前の末尾がマブ（-mab）［ベバシズマブ（アバスチン）、トラスツズマブ（ハーセプチン）、セツキシマブ（アービタックス）、ニボルマブ（オプジーボ）など］というのが抗体薬であり、分子量が150,000くらいの高分子である。一方、チニブ（-tinib）［イマチニブ（グリベック）、ゲフィチニブ（イレッサ）など］という末尾のものはチロシンキナーゼ阻害薬であり、低分子医薬である。抗がん剤と同様、分子量の違いによって体内動態が異なることを認識しておく必要がある。

5.4. ワンショットと点滴で薬の組織移行パターンが変わる

　静脈からのワンショットや点滴は、ごく普通に用いられている薬の投与法である。筆者らのシステムで薬の動きを追跡すると、両者の組織内での動きはずいぶん異なったものであり、薬の効果を引き出すには、投与速度にも十分な配慮が必要であることがわかる。

　次に、そのことを示した筆者らの実験を見ていきたい。蛍光物質にはフルオレセインナトリウムを用い、透明窓を装着したラットの尾静脈から投与した。この物質は2時間で組織から抜けるので、1匹のラットでワンショット投与と点滴投与を比較することができる。溶液0.12 mLを1分12秒で注入したのをワンショットモデル、39分45秒で注入したのを点滴投与モデルとした[注1]。

　ワンショットモデルにおける腫瘍組織内濃度の推移を図5-5Aに示す。物質が消失して蛍光強度がバックグラウンドに戻った時、今度は点滴投与をして、同じ部位の組織内濃度の推移を見たものが図5-5B、そして、蛍光強度の変化を定量したものが、図5-6である。

　ワンショット投与をすると、蛍光物質の組織内濃度は数分でピークに

注1) 溶液の投与時間が切りの良い数字でないのは、実験で用いたマイクロインヒュージョンポンプのギヤー比によるものであり、特別な意味はない。

達し、その後、指数関数的に減衰していく。これに対し、点滴投与では組織内濃度は一気に上がらず、徐々に上昇する。そして、投与が終了すると、速い速度で組織から抜けていく。点滴の大きな特徴は、ワンショットと比べて、低い位置で組織内濃度が安定してしまうことである。わずかずつ注入されるため、血管から組織に入る量と組織から出ていく量とが早い段階で釣り合い、低い濃度での平衡が成立するのである。

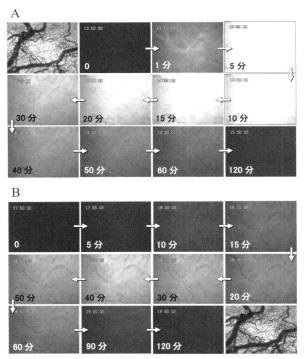

図 5-5 投与速度で薬の組織内動態が変わる

腫瘍は LY80. 静脈内に投与した蛍光色素（フルオレセインナトリウム）の推移を見たもので、A と B の観測領域は同一．
A. ワンショット投与モデル
　240 グラムのラットに対し、色素溶液 0.12 mL を 1 分 12 秒で注入したもの．
B. 点滴投与モデル
　同じラットに、色素溶液 0.12 mL を 39 分 45 秒で注入したもの．

堀 勝義，未発表データ

第Ⅰ部　ドラッグデリバリー

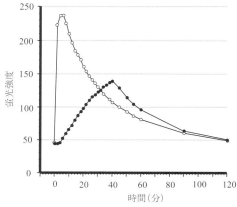

腫瘍, LY80; 蛍光色素, フルオレセイン. 組織内濃度は画像解析により定量. ○ ワンショットモデル（0.12 ml の薬液を1分12秒で投与）; ● 点滴モデル（0.12 ml の薬液を 39 分 45 秒で投与）. 点滴では、ワンショットと比べ、組織内濃度が高く上がらないことが注目点.

堀 勝義. 未発表データ

図5-6　ワンショットと点滴投与の組織内濃度の差

　抗がん剤が点滴で投与される場合が多いのは、ワンショット投与よりも作用がマイルドであり、持続性を期待してのことと思われる。しかし、組織内濃度の曲線を見れば、薬によっては治療が成り立たない可能性がある。

5.5. 薬が効力を発揮する条件

　薬を投与した時に、組織内濃度が最大値に達するまでの時間や組織から消失していく速さ（半減期）は、薬の構造やサイズによって異なる。しかし、基本的には、ワンショット投与では図5-7のⅠの曲線パターン、点滴投与ではⅡの曲線パターンで推移する。

　生体にがんがあり、ある薬を静脈内に投与した時に、薬が効力を発揮する条件をこの曲線をもとに考えてみよう。このがんに対するこの薬の最小有効濃度（効果が出る最小の濃度）をCとし、薬が効力を発揮するために必要な接触時間をTとする。薬が効くためには、まず濃度曲線のピークがC以上にならなければならない。C以上になった場合、斜線で示した面積ががん細胞に対して有効に働く部分となる。そして、もう一

つの条件は、有効濃度が時間Tより長く続くことである。Tが短いほど効きやすい薬ということになる。

もし最小有効濃度がC1の位置にあるとすれば、この曲線は最小有効濃度の下にあり、効果は全く期待できない。一方、最小有効濃度がC2であれば、効果に寄与する面積が大きくなり、有効性が期待できるがんと薬の組合せということになる。

それでは、最小有効濃度に達していることを前提として、治療効果に寄与する斜線の面積を大きくするにはどうすればよいのだろうか。それには二つの方法が考えられる。一つは薬の投与量を増やすことである。そうすれば組織内濃度の最大値が高くなり、最小有効濃度より上にくる面積が増大する。しかし、がん細胞に大きなダメージを与える反面、抗がん剤のような低分子は組織選択性がなく、正常組織への移行量も増えて副作用が増大する。生体では最大耐量が薬の投与量の限界である。

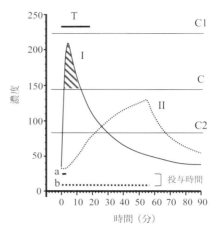

図5-7 薬が効く条件

Iの曲線, 静脈からワンショット投与をした時の組織内濃度の推移；IIの曲線, 点滴投与をした時の組織内濃度の推移；a, ワンショット投与の時間；b, 点滴投与の時間；T, 治療効果が出るのに必要な接触時間；斜線, 治療の有効面積；C1, C2, C3は仮定の最小有効濃度.
薬が効くためには、最小有効濃度と接触時間の両方の条件が満たされなければならない.

堀 勝義. 作図

斜線の面積を大きくするもう一つの方法は、薬が抜けていく時間を腫瘍組織のみで遅くすること、つまり、腫瘍組織からの減衰カーブをなだらかにすることである。そのことについては第6章で考えていきたい。

点滴投与の場合も同じく最小有効濃度が曲線IIの頂点より上にあれば、治療は成立しなくなる。一方、最小有効濃度がC2の位置にある場合には効果が出る。点滴は最小有効濃度が低く、長い接触時間を必要とする薬ほど有効に働くだろう。

がんに効く薬が少ないというのは、がん細胞をたたく力を持った薬が少ないのではなく、薬を有効に作用させる生体の条件が著しく狭いということが、本質的な理由かもしれない。このことは分子標的薬でも同じであると筆者は思う。

5.6. なぜ試験管の効果が生体で反映されないか

培養細胞を用い、試験をする物質を培地に添加して細胞効果や分子レベルの変化を調べることは、その物質の性質や作用を確かめるための第一歩である。しかし、インビトロ(試験管)ではかなりの効力を示したのに、インビボ(生体)ではほとんど効果が出ないということも、めずらしいことではない。

この不一致の理由は、5.5.で述べたように、「最小有効量」と「薬とがん細胞との接触時間」を考えればわかる。インビトロでは、薬の濃度も細胞との接触時間も任意に設定できる。ところがインビボでは、投与できる量は最大耐量が限界であり、薬の組織からの排出を考えると、多くの場合、接触時間も短い時間に限られる。インビトロでの薬の濃度と接触時間の設定が、その薬がインビボで存在できる条件から逸脱すればするほど、両者の乖離は大きくなり、現実の治療から遠ざかっていくことになる。

5.7. 血管透過性を目で見る

腫瘍血管はどれも血管透過性が高いと思っている研究者も少なくないが、腫瘍血管の進展のステージでみると、そうではないことを第3章で説明をした。ここで、筆者らの観測システムを用いて、そのことを示したいと思う。トレーサーにはFITCアルブミンとFITCミセルを用い、腫瘍血管から組織に移行する様子を捉えている[2]。FITCアルブミンの分子量は約70,000、FITCミセルは分子量12,000のポリエチレングリコールが多数集まり、ナノメーターサイズになった巨大分子である。

5.7.1. 高分子ミセルは正常血管からはほとんど漏れない

図5-8に、高分子ミセルを静脈内投与し、12時間後までの正常皮下組織における動態を観測した結果を示す。

静脈内投与1時間後くらいまでは、皮下組織内の蛍光強度はごくわずかに上昇するが、それよりあとは全く変化が認められない。これは、高分子ミセルが皮下の毛細血管をほとんど通過できないことと、わずかに漏れてもそれを排出する機能が働いていることによるものと思われる。

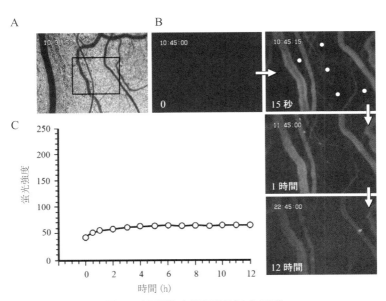

図5-8 皮下組織における高分子ミセルの動態

A. 透明窓内の皮下組織．黒枠がBの観察視野．
B. 時間0にFITCでラベルした高分子ミセルを静脈内投与．
C. 正常組織におけるFITCミセルの蛍光強度の経時的変化を定量したもの．蛍光強度の最大値は255．各時間点は、Bの15秒後の（右上の写真）血管外の組織5点（白丸の位置）の平均値であり、濃度にばらつきは見られない．

高分子ミセルは正常の毛細血管からはほとんど漏れないというところが注目点．

堀 勝義．未発表データ

5.7.2. 初期増殖巣の腫瘍血管透過性は高くない

次に、初期増殖巣における腫瘍血管の結果を図5-9に示す。ここに見られるのは径が約1mmの微小の腫瘍であり（A）、腫瘍血管のステージはII期である。透過性が亢進しているのは腫瘍と宿主の境であり、腫瘍内にある血管からの漏れは少なく（B）、定量データを比較しても図5-8の正常血管とほぼ同等である。つまり初期増殖巣の腫瘍血管の透過性は高くないことを示している。

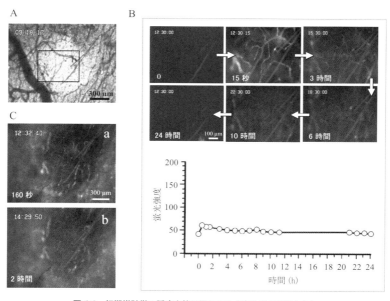

図5-9　初期増殖巣の腫瘍血管は漏れにくく高分子の蓄積もない

A. LY80腫瘍の透過光顕微鏡所見．腫瘍血管はII期．
B. 蛍光顕微鏡で捉えたFITCミセルの動態．Aの黒枠内が観測の視野．下のグラフはミセル投与15秒後の映像から、血管を外した腫瘍組織上の8点を選び、蛍光強度（組織内濃度）の平均値の推移を定量したもの．蛍光強度の最大値は255であるが、50付近で安定している．つまり、正常血管と同様、高分子ミセルはII期の腫瘍血管からはほとんど漏れず、腫瘍への蓄積もないことを示している．
C. Aと同じ視野．ほぼ同倍率の蛍光顕微鏡所見．aはミセル投与160秒後、bは2時間後．
血管透過性が高いのは、腫瘍と宿主の境界領域にある血管であることがわかる．

Hori K et al. J Pharm Sci (2010a) より改編

一方、図5-9Cから明らかなように、腫瘍と正常との境界付近の血管の透過性は高い。血管透過性因子VPF（VEGFと同一物質）を発見したドヴォラク（Dvorak）ら［3］［4］はこの境界付近を「腫瘍―宿主インターフェイス」と名付け、そこにある血管が高い透過性を持っていると報告したが、本所見はそれを支持している。山浦はⅠ期の血管の透過性が高いと述べているが（3.3.3.4.）、それにはこのインターフェイスの血管が含まれているのかもしれない。

この本でも、正常と腫瘍の境界領域に「腫瘍―宿主インターフェイス」という用語を用いることとし、第8章で、腫瘍の再増殖にその領域が重要な役割をしていることを論じたい。

5.7.3. 透過性が高いのは崩壊直前の腫瘍血管

図5-10は自然の経過で発生した壊死を含む腫瘍組織である。四角の中に観察されるのはⅣ期への移行期にある血管であり、そのすぐ左隣り

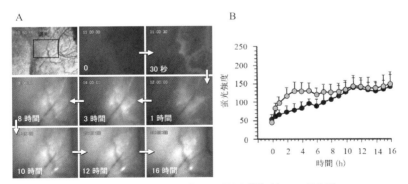

図5-10　高分子ミセルの血管からの漏れと蓄積（カラー口絵参照）

A．腫瘍はLY80、蛍光物質はFITCミセル．上段左の透過光による写真の黒枠が蛍光解析の範囲．枠内には壊死に移行しつつある組織と血管が含まれている．
　FITCミセルを静脈内投与すると、壊死近傍にあるⅣ期の血管から漏れ、血管周辺部と壊死領域に蓄積．
B．Aの記録媒体を画像解析し、FITC高分子ミセルの蛍光強度の推移を定量化したもの．●, Ⅳ期の血管の周辺部；●, 壊死部．
　壊死の部分はミセルの移行速度は遅いが、やがて濃度は同じになり、蓄積されるところが注目点．

Hori K et al. J Pharm Sci（2010a）より

第Ⅰ部　ドラッグデリバリー

にあるのは、すでに壊死となったがん組織である。Ⅳ期への移行期の血管というのは崩壊直前の血管のことである。この血管の透過性はきわめて高く、FITCミセルのようなナノメータサイズの粒子もよく漏れ、1時間後には組織への蓄積が始まっている。

　図5-9と5-10で示したのは一例であるが、これらの所見はごく普通に観察される。図5-9は宿主と腫瘍の境であり、図5-10は腫瘍と壊死の境である。経験的であるが、筆者は、正常組織とがん組織や、生きている組織と死んだ組織などの界面、つまり異なる物性の組織が接する境界で血管透過性が高いという印象を持っている。

　腫瘍血管の透過性は高いというのが、現在、定説のようになっている。しかし、繰り返しになるが、通常、腫瘍血管の典型像として示されているのは腫瘍増殖が進んだ時期の血管であり、血管透過性の研究も、主としてその時期の血管が解析の対象となってきたことを忘れてはならない。腫瘍血管を腫瘍の内部にある血管と限定すれば、結局、透過性が著しく高まっているのは、Ⅲ期後半からⅣ期に至る血管だけなのかもしれない。

文献

［1］　Hori K et al (2010) Vital microscopic analysis of porymeric micelle extravasation from tumor vessels: macromolecular delivery according to tumor vascular growth stage. J Pharm Sci 99: 549-62

［2］　Hori K et al (2010) The combretastatin derivative (Cderiv), a vascular disrupting agent, enables polymeric nanomicelles to accumulate in microtumors. J Pharm Sci 99: 2914-25

［3］　Dvorak HF et al (1988) Identification and characterization of the blood vessels of solid tumors that are leaky to circulating macromolecules. Am J Pathol 133: 95-109

［4］　Nagy JA et al (2008) Vascular permeability, vascular hyperpermeability and angiogenesis. Angiogenesis 11: 109-19

第 6 章

がんに薬を留める

6.1. 到達した薬を腫瘍内に留める試み

　昇圧化学療法を開発した鈴木は、さらに強力なドラッグデリバリーを考案した。腫瘍組織に薬を到達させた後、血流を遮断し、薬を腫瘍内に封じ込めようとする戦術である。本章では、その化学療法開発の経緯を記し、腫瘍にものを留めることはそう簡単ではないことを説明する。

　ここで、第5章までの知識をもとに、がん化学療法の概念図を描くと図6-1のようになる。Aが現在も普通に行われている化学療法である。これは第5章で示したように、血流のある領域には薬は到達するが、血流が少ない領域や一時的に停止している領域には到達量が足りないか、あるいはほとんど到達しないという結果となる。Bは昇圧化学療法であり、血流が停止している領域にも、抗がん剤を送り込むことができる。しかし、時間経過と共に、抗がん剤はがん組織から抜けていく。そこで、Cのように、昇圧化学療法で増量した抗がん剤の濃度がピークになったところで血流を止め、抗がん剤を腫瘍組織内に長く留めようとしたのが「水攻め化学療法」である。それを説明する前に、腫瘍血流の増量が持続すると、薬が組織から洗い流される効果も促進されることにふれておきたい。

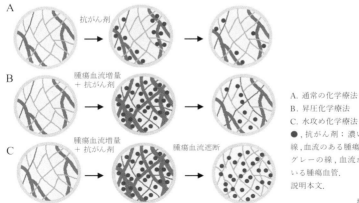

A. 通常の化学療法
B. 昇圧化学療法
C. 水攻め化学療法
●, 抗がん剤；濃いグレーの線, 血流のある腫瘍血管；薄いグレーの線, 血流が停止している腫瘍血管．
説明本文．

堀 勝義. 作図

図 6-1　がん化学療法の概念図（カラー口絵参照）

6.2. 血流の増量は腫瘍に到達した薬の洗い出しも促進する

　血流量を測定する水素クリアランス法は、第2章で述べたように、水素を組織が飽和に達するまで吸入させ、吸入停止後の減衰曲線から、血流量を計算するものである。流量が多いと組織からのウオッシュアウト（洗い出し）が速くなるということがその方法の原理である。そこで、逆に、ウオッシュアウトの速度を計算することによって血流量を評価するのである。つまり、血流量を増量し続ければ、到達した物質がより速く抜けていくというのは自明の理である。実際、そのことは蛍光物質が腫瘍から抜けていく速度を計測する実験でも確かめられた。静脈内投与で腫瘍に分布した蛍光色素は、何もしなくても自然に組織から抜けていくが、途中からアンジオテンシンⅡで腫瘍血流を増やすと、ウオッシュアウトの速度は著しく促進された。血流の増量はドラッグデリバリーを高めるが、その増量は同時に薬を組織から排出する作用としても働くのである。

　第4章で、日内変動を利用した化学療法（腫瘍血流量の増量が数時間単位で持続する）が、わずか5分から10分間だけ腫瘍血流量を増量させて行う昇圧化学療法の効果に及ばなかったことを述べた。筆者は、その理由のひとつに抗がん剤のウオッシュアウトの問題があると考えている。

6.3. 水攻め化学療法

　図6-1Cの「水攻め化学療法」は、このウオッシュアウトを低下させることを目指したものである。アンジオテンシンⅡで腫瘍に洪水を起こし、それを堰き止めるということで、羽柴秀吉の「備中高松城の水攻め」に例えて「水攻め化学療法」と名付け、腫瘍血流を遮断する基礎実験と治療実験が並行して進められた。

　腫瘍血流を止める目的で用いた薬は、ソディウムニトロプルシドである。この薬は手術時に低血圧を維持する場合と、異常高血圧が出た場合

に、使用が認められているということである。血中で分解して一酸化窒素（NO）を放出し、それが細動脈と細静脈を拡張させることが、血圧降下のメカニズムと考えられている。この薬で平均動脈血圧を100から70 mmHgまで下げると、腫瘍血流量はゼロにまで低下した。血管拡張作用で細動脈の圧が下がり、側枝の腫瘍血流支配血管の圧力がさらに大きく低下することによるものである。

　血圧をファジー制御するコンピュータ支援システムが、筆者が所属していた研究室と、東京電機大学の福井と増澤のグループとの共同研究で開発され、目標とする血圧は自動で正確にコントロールできるようになった。このシステムを用いて、アンジオテンシンⅡでドラッグデリバリーを亢進したあと、今度は血圧を下げ、70 mmHgを6時間維持するという治療実験を行った。ところが、水攻め化学療法は常に有意の腫瘍増殖抑制効果は出るのだが、一般状態や延命効果などを含めて総合的に判断すると、効果はそれほど大きいものではなかった。条件を変えながら何度もチャレンジしたが、期待どおりの結果は得られず、水攻め化学療法は難航した。何か未知の要因を捉えきれていないということである。

6.4. 異物排泄機構による壁

　筆者は、ソディウムニトロプルシドによる腫瘍血流遮断作用について、さらに検討を加えた。その結果、ソディウムニトロプルシドの注入を持続すると、降圧状態は維持されるが、遮断された腫瘍血流は比較的早期（2時間前後）に完全回復することがわかった。つまり血圧と血流の同調が途中から乖離するのである。

　次章で詳しく説明するが、筆者らは、その後、コンブレタスタチンという物質に持続的な腫瘍血流遮断作用があることを見出した。しかし、その薬の力をもってしても、腫瘍内に分布した薬はそこに長く留まらず、徐々に抜けていくことが判明した（図6-2）。血流を完全にゼロにし、その状態を持続させた場合でも薬の濃度と時間の積は10〜20％の増加にとど

まり、期待を大きく下まわった。

　薬が組織に停留しない一番大きな原因は、間質液に流れがあることであった。筆者らの測定によれば、それは組織100グラム、1分間あたり、わずか1〜2mlの流れに過ぎない。しかし、血流がある場合には無視できるほどのものでも、血流が遮断された場合には、このわずかな流れが薬の排出に効いてくる。

　生体の異物排泄機構は、二重にも三重にも備わっていることを実感した現象であった。この結果をみて、筆者は水攻め化学療法の研究を終了した。しかし、この研究で培った経験や技術が、次章で述べる「がんの兵糧攻め」の研究で生きることになる。

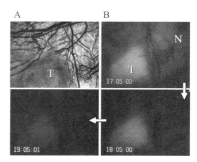

図 6-2　血流遮断部位からの蛍光色素の消失

T, コンプレタスタチンで血流が遮断された腫瘍組織；N, 正常組織；蛍光色素, フルオレセインナトリウム
A. 透過光による撮影
B. 落射蛍光による撮影（時計回りの3枚）
腫瘍血流が完全に遮断されても、低分子物質は腫瘍組織に留まらないところが注目点

堀 勝義, 未発表データ

6.5. がん化学療法における抗がん剤移動の模式図

　様々な化学療法で抗がん剤はどう動き、流れ去っていくのかを、もう一度整理しておきたい。図6-1のモデルで化学療法を考えていた時と比べて、いくつかの新しい実験事実が加わったからである。モデルを図6-3に示すが、補足したのは次の二点である。ひとつは昇圧化学療法で、腫瘍血流量が増加すると腫瘍への物質の到達量は増えるが、血流の増量を持続すると、到達した物質の腫瘍からのウオッシュアウトもまた促進されるということである。そしてもうひとつは、水攻め化学療法で、腫瘍血流が遮断されても、腫瘍内にわずかでも流れ（一部残存する血流、および間質液流）がある場合には、低分子量の物質はそこには留まらず動き、抜けていくということである。

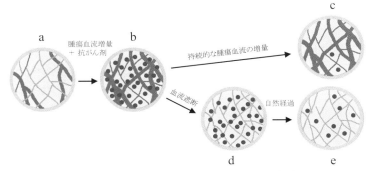

図6-3　がん化学療法の概念図（補足）（カラー口絵参照）
a→b→cが昇圧化学療法の経路；a→b→d→eが水攻め化学療法の経路；●,抗がん剤：濃いグレーの線,血流のある腫瘍血管；薄いグレーの線,血流が停止している腫瘍血管．説明本文．

堀勝義，作図

　この現象は、腫瘍血流を増量し続けると、薬のウオッシュアウトは著しく促進され治療効果の低下をまねくが、逆に、腫瘍血流を停止させても、薬の効果増強につながるほど十分な停留が起こらないという事実と結びついている。

　近年、ジェイン（Jain）は［1］［2］、抗血管新生剤として臨床で使用されているベバシズマブ（アバスチン）と抗がん剤との併用で、有意の臨床効果が得られた理由について、ベバシズマブが腫瘍血管を一時的に正常化（ノーマライズ）したことで血流量が増え、抗がん剤のドラッグデリバリーが亢進したことによると説明している。しかし、腫瘍血管が正常化して、その血流量が時間単位で高まると、図6-3での「持続的な腫瘍血流量の増加」ということになる。ウオッシュアウトが促進されるため、抗がん剤の種類によっては有効面積の拡大につながらないこともあり、すべての抗がん剤に普遍性のある説明ではないと筆者は考えている。

6.6. 熱も腫瘍に留まらない―温熱療法が成功しなかった理由

　腫瘍に物質やエネルギーを留めようとする研究を、筆者はもうひとつ

経験している。温熱療法である。がん細胞は熱に弱く、42〜43℃くらいに温めると、細胞が変性死滅するというのが温熱療法の考えである。試験管では確かにそのとおりの効果が出る。そこで、ヒートパイプ[注1]やマイクロウェーブ[注2]を利用するなど、様々な加温装置が開発されてきた。しかし、筆者らの実験では、いずれの装置を用いても、腫瘍組織はなかなか目的とする42〜43℃に達しなかった。

なぜ熱が蓄積しないのか、熱が運び去られているのではないか。そう考えて、加温により腫瘍血流量がどう変化するのかを測定した。その結果、予想したとおり、温度を3、4℃上げると、腫瘍血流量は著しく増加することがわかった。加温しても、熱は増量した血流で運び去られ、蓄熱しないのである。

加温装置の開発では、温度の上昇度を調べる材料として、切り出した豚肉のかたまりが用いられたということである。そして、その材料では、目的とする場所の温度が理屈どおりに上昇した。しかし、生体では局所的に温度が上がるとその部分の血流量が増え、放熱作用が働いて温熱療法を無効にするのである。局所に熱を蓄積させない仕組みも、生体には備わっている。

次章で述べる腫瘍血流遮断剤を用い、腫瘍の血流を完全に止めたところで加温する方法に、補助療法としての温熱療法の可能性が残されているかもしれない。

注1) ヒートパイプは、金属パイプの中を真空にし、その中に少量の液体を封入しておくと、片側の端を温めるだけで蒸発した液が別の端にすばやく移動し、パイプ全体が効率よく温まるという装置である。筆者らの研究では、針のように細くし、かつ加温制御のできるヒートパイプ（東北大学工学部大谷らが開発）を用い、それを腫瘍に挿入して実験を行なった。

注2) マイクロウェーブは輻射で分子を振動させ、生じる摩擦熱で組織を温めるというもので、作動原理は電子レンジと同じであり、腫瘍深部まで温めることができると考えられていた。

6.7. 壊死巣が高分子を長時間留める

本章で腫瘍にものを留めることがいかに難しいかを説明してきた。しかし、それでは、第5章5.7.3.で示した、IV期の腫瘍血管から漏れ出た高分子が周辺の腫瘍組織に蓄積するのはなぜなのか。筆者はその理由を完全に解明しているわけではないが、高分子が壊死あるいは壊死になりつつある腫瘍組織に蓄積するという現象は把握している。第5章の図5-10で示したのはFITCミセルの例であるが、図6-4に示すように、FITCアルブミンをトレーサーとして用いた場合でも同様に［3］、高分子が蓄積するのは壊死巣であった。

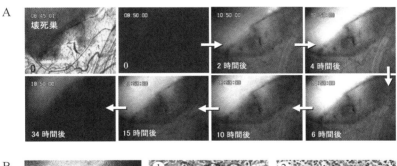

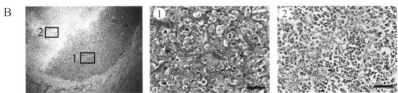

図6-4 高分子は壊死巣に長く留まる（カラー口絵参照）

腫瘍はLY80,蛍光物質はFITCアルブミンを使用．
A．上段左の透過光による写真の左上部が壊死巣．落射蛍光の写真はFITCアルブミンを投与した後の経過観察．高分子のアルブミンは壊死巣に集積し、留まっている．
B．Aの領域を水平に切った組織像．左の写真の四角1と2はそれぞれ組織像①と②に対応する．①はバイアブルであるが②は壊死に陥っている．スケールバーは50 μm.
アルブミンの最も高い集積部位は壊死巣であることがわかる．

Hori K et al. J Pharm Sci (2010) より

第Ⅰ部　ドラッグデリバリー

　血管透過性が高いというと、高分子やナノサイズの物質でも血管から瞬時に漏れて、組織に移行すると思いがちである。しかし、ここまでに示したとおり、漏れやすいⅣ期の血管であっても、高分子の血管外への移行は低分子とは異なり、秒単位ではなく、分単位あるいは時間単位で進行する。高分子は血中半減期が長いため、バランスが腫瘍組織移行に傾く時間が長く、また、壊死に近い組織ではクリアランスが低下していることもあり組織に蓄積される、と筆者は考えている。

6.8. 初期増殖巣に高分子を留めることができる

　一方、若い腫瘍血管（Ⅱ期の血管）では物質は漏れにくく、腫瘍周辺を含めた循環システムも活発である。したがって、腫瘍およびその周辺に高分子が蓄積しないことは、図5-9で示したとおりである。しかし、筆者らは、次章で詳しく説明をする腫瘍血流遮断剤コンブレタスタチンを前投与すると、Ⅱ期の血管がⅣ期の血管のように変化し、血管透過性が高まることを見出した。それによって、微小腫瘍にも高分子が留まった（図6-5）［3］。

　同じ現象は、高分子としてFITCアルブミンを用いた場合にも起こった（図6-6）。コントロールでは、アルブミンの腫瘍組織への移行速度も、ウオッシュアウトもゆっくりしているが、腫瘍血流遮断薬コンブレタスタチンを前投与すると、コントロールと比べて、アルブミンの腫瘍組織への移行量は著しく増加し、そこに長く留まった。

　他方、照射をすると移行速度もウオッシュアウトも著しく速くなる。照射でも、腫瘍血管の透過性が亢進し、アルブミンの腫瘍組織への移行量と移行速度は高まるが、腫瘍組織に留まらないところがコンブレタスタチンの場合と異なるところである。それについては第9章で考察をする。

　ここまで見てきたように、生育能の高い腫瘍組織にものを留め置くことは大変難しい。しかし、人為的操作でその組織の一部に高分子を留めることができるようになったことは、活発ながん組織攻略に橋頭保を

第 6 章 がんに薬を留める

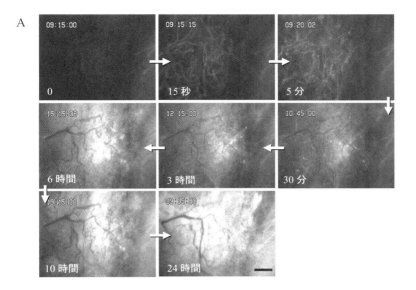

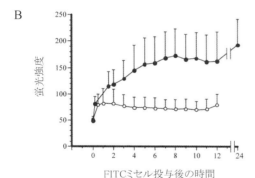

図 6-5 初期増殖巣に高分子を留める

腫瘍は LY80、蛍光物質は FITC ミセルを使用．
A. コンブレタスタチン（10 mg/kg）を静脈内投与し、72 時間経過した腫瘍が実験材料．
時間 0 で FITC ミセルを静脈内投与．スケールは 200 μm．
B. A の蛍光強度の定量化．
　● , コンブレタスタチン前処置群（n = 10）
　○ , コントロール群（n = 25）．
コンブレタスタチン前処置で、初期増殖巣の腫瘍血管（II 期）の透過性が亢進し、高分子の腫瘍への蓄積性も高まる．

Hori K et al. J Pharm Sci（2010）より

第 I 部　ドラッグデリバリー

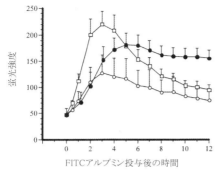

図 6-6　アルブミンの腫瘍組織内濃度の変化のパターン

築いたということであり、将来、有用な応用に結びつくことが期待される。
　また、腫瘍血流遮断剤の前投与により、前田と松村によるEPR効果[注3]
［4］［5］を、血管透過性が低いミリメーターサイズの微小増殖巣にまで
適用拡大できるのではないかと、筆者は考えている。

文献

［1］Jain RK (2005) Normalization of tumor vasculature: an emerging concept in antiangiogenic therapy. Science 307: 58-62
［2］Jain RK (2014) Antiangiogenesis strategies revised: From starving tumors to alleviating hypoxia. Cancer Cell 26: 605-22
［3］Hori K et al (2010) The combretastatin derivative (Cderiv), a vascular disrupting agent, enables polymeric nanomicelles to accumulate in

---

注3) EPR (Enhanced Permeability and Retention) 効果とは、前田と松村が見出した、高分子が腫瘍組織に選択的に集まる現象のことをいう。腫瘍血管は透過性が高いが正常の血管はそうではないため、高分子は腫瘍組織に選択的に多く漏れる。また、正常組織では高分子はリンパ管から回収されるが、腫瘍内にはリンパ管がないか、あるいは極端に少ないため、長くそこに留まると解釈されている。この考えは抗がん剤を高分子化する研究領域を拓き、現在活発な展開をみせている。松村と前田の論文は、2018年現在、引用回数がいずれも5,000件を超えており、世界中の研究者に大きな影響を与えている。前田と松村は2016年にトムソン・ロイター引用栄誉賞に輝いた．

microtumors. J Pharm Sci 99: 2914-25
［4］ Matsumura Y & Maeda H (1986) A new concept for macromolecular therapeutics in cancer chemotherapy: mechanism of tumoritropic accumulation of proteins and the antitumor agent smancs. Cancer Res 46: 6387-92
［5］ Maeda H et al (2000) Tumor vascular permeability and the EPR effect in macromolecular therapeutics: a review. J Control Release 65: 271-84

第Ⅱ部

がんの兵糧攻め

第 7 章

がんへの栄養を止める

7.1. 腫瘍血流の遮断

　ソディウムニトロプルシドの血流遮断に持続性がないことがわかり、筆者らは、その後の約 2 年間を薬剤の探索に費やした。いくつかの降圧薬に腫瘍血流を止める作用があることを見出したが、いずれもせいぜい 1 時間ないし 2 時間の持続であり、ソディウムニトロプルシドと大差はなかった。

　しかし、さらに探索を行う過程で、大角らが開発したコンブレタスタチン誘導体［1］に遭遇する。共同研究で、筆者らはその物質に強力な腫瘍血流遮断作用があり、しかもその遮断は不可逆的であることを明らかにした。腫瘍血流遮断が引き起すがん組織の破壊効果は従来の抗がん剤に比べると群を抜いており、抗がん剤に見られる骨髄抑制や、下痢などの副作用もなかった。そのため、一般状態は良好で、担がんラットは治療中にも食欲が落ちず、体重は増加し続けた。コンブレタスタチンは、生体では、分裂する細胞を直接攻撃しているのではなく、腫瘍血流遮断でがんを「兵糧攻め」にしていることを確信した。

　まさにがん化学療法のブレイクスルーである。この物質の従来の抗がん剤にない先進性を見て、筆者は、ドラッグデリバリーの研究から、固形腫瘍の栄養遮断の研究に大きく舵をきった。ここから研究の第 2 ラウンドに入るのだが、筆者の研究の説明に入る前に、それまでに成し遂げられていた腫瘍血流遮断についての先人の研究のいくつかにふれておきたい。

7.1.1. 機械的手段による遮断

　腫瘍の支配動脈が閉塞すると、腫瘍循環が停止し、がん細胞がダメージを受けることは容易に想像できる。実際に、様々な方法で支配動脈を詰まらせ、がんを飢餓状態にする治療が試みられた［2］。しかし、支配動脈の血行を何時間止めれば腫瘍壊死が生じるのかを示す確かなデータ

はなかった。

　デーネカンプ（Denekamp）ら［3］はその関係を動物実験で示した。それによると、腫瘍増殖抑制は支配動脈の閉鎖時間と相関しており、血流を4時間から8時間止めればがん細胞が死にはじめ、15時間から24時間遮断すると、大部分のがん細胞が変性死滅し、腫瘍増殖は完全に阻止された。彼女らの研究が、腫瘍血流を持続的に止めることで、抗がん剤を使った化学療法とは原理の異なる治療法を開発できる可能性を示したのである。

　機械的手段で栄養血管を閉塞する治療は、塞栓療法として原発性の肝腫瘍に試みられており、効力があることがわかっている。しかし、その手段で閉鎖できる動脈はかなり上流にあるため、それを完全に遮断すると正常組織にも影響が及ぶ。また、腫瘍が数センチの大きさになると、栄養を供給する動脈の数も増えるため、一本の血管の血流を止めても、別の血管からバイパスが発達してくる。何よりも機械的手段による腫瘍血流遮断は局所療法であり、適用には限度がある。肉眼的転移巣と微小転移巣を含めた、体内に存在するすべてのがん病巣を治療の対象とするには、より下流で、直接、腫瘍組織に栄養を供給している血管を化学物質で遮断しなければならない。その作用を持つ物質がいくつか存在する。

7.1.2. 化学物質による遮断

　腫瘍血流を完全に遮断する薬剤が存在することを発見したのは、米国国立がん研究所のアーガエル（Algire）［4］である。その研究は1954年に発表された。当時、メギ科の植物の根茎から抽出されたポドフィロトキシン（podophyllotoxin）という物質に、がん細胞の増殖を抑制する効果があることが知られていた［5］。しかし、アーガエルは、その物質を生体に投与すると、腫瘍血流が遮断され、壊死が誘導されることを見出した。これが化学物質による腫瘍血流遮断についての最初の報告である。

　しかし、ポドフィロトキシンは、化学名に「トキシン」がついている

第 7 章　がんへの栄養を止める

ことからもわかるように、毒性が強く、治療薬にはならなかった。ポドフィロトキシンは、その後、毒性を弱める方向で構造修飾が行われていくことになる。エトポシドとテニポシドは、ポドフィロトキシンをリード化合物として合成された抗がん剤である。アーガエルの時代は抗がん剤に大きな夢があった時代であり、がん細胞を直接破壊する作用の研究は精力的に進められたが、ポドフィロトキシンが持つもう一つの作用（腫瘍血流遮断作用）にはそれほど多くの関心は集まらなかった。腫瘍血流遮断の研究が再認識されるのは、この研究が発表されてから40年以上が経過した後のことである。

7.1.3. チューブリン重合阻害

ポドフィロトキシンが持つがん細胞への直接効果は、チューブリン重合阻害によるものであることがわかっている。図7-1は、チューブリン重合と脱重合、およびその阻害についてまとめたものである。

細胞が分裂する時には紡錘体が形成される。その構造の主体はマイクロチューブル（微小管）であり、それはαサブユニットとβサブユニットが結合したチューブリン二量体を基本単位として構成される。そして、チューブリン重合に関係するレセプター（コルヒチン結合部位、ビンカアルカロイド結合部位、タキソール結合部位）は、いずれもβサブユニットの方に存在することが明らかにされている。

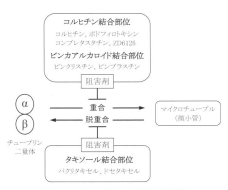

図 7-1　チューブリンに作用する物質

コルヒチン結合部位、ビンカアルカロイド結合部位、タキソール結合部位は、いずれもβサブユニット上に存在する．
細胞分裂が進行している時には、この重合と脱重合はバランスのとれた状態にある．阻害剤はいずれも、この平衡を崩し、細胞分裂を妨げる．

堀 勝義．作図

第 II 部　がんの兵糧攻め

　コルヒチン結合部位に作用して阻害作用を示すのが、コルヒチンと次項から詳しく説明をしていくコンブレタスタチンであり、ビンカアルカロイド結合部位に作用して阻害をするのがビンクリスチンとビンブラスチン等である。コンブレタスタチンばかりではなくビンカアルカロイドにも腫瘍血流遮断作用がある（ただしビンカアルカロイドでは最大耐量に近い用量が必要）ので[6]、腫瘍血流遮断とチューブリン重合阻害作用との間には何らかのつながりがあると推測される。しかし、現在、その接点は明らかではない。

　タキソール結合部位にはパクリタキセル、ドセタキセルが結合する。そして脱重合を阻害することにより、重合と脱重合の平衡状態を崩す。これによっても細胞分裂は阻害される。なお、このタキサン（Taxan）系の薬剤には腫瘍血流遮断作用がないことを、筆者は確かめている。

7.1.4. コンブレタスタチンの発見

　1980 年代の初頭、ペティット（Pettit）[7]は、南アフリカ原産のヤナギ科の樹木（African bush willow）の皮からチューブリン重合阻害作用を持つ物質を発見し、それをコンブレタスタチンと名付けた。数種類のコンブレタスタチンが抽出されたが、その中で一番強力な作用を持つのがコンブレタスタチン A-4 である。もともと水に溶けない物質だが、まもなく、これにリン酸塩を結合させて水溶性にした物質（コンブレタスタチン A-4 リン酸体）が合成された。そして、動物実験で、その物質は最大耐量の十分の一という少ない用量で、強力な腫瘍灌流抑制作用を示し、広範囲の壊死を誘導することが明らかにされた[8]。

　コンブレタスタチンのリン酸塩が開発されたのとほぼ同時期に、日本でも、大角ら[1]がコンブレタスタチンセリンアミド体を合成し、二瓶ら[9]が、この物質がコンブレタスタチン A-4 リン酸塩よりも強い抗腫瘍効果があることを示した。

7.1.5. 腫瘍血流を遮断する化合物とその構造

　ここで腫瘍血流遮断作用のある代表的な化合物の構造を図7-2に示す。ポドフィロトキシン、コルヒチン、ZD6126、コンブレタスタチンA-4、および大角らの誘導体であるが、いずれも構造の中にトリメトキシフェニル基が含まれていることが注目点である。

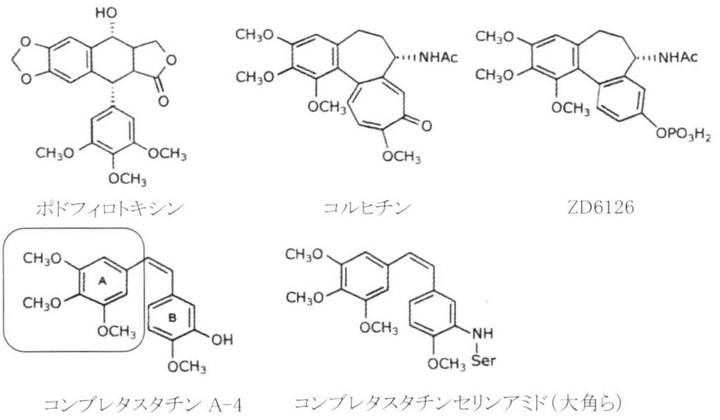

ポドフィロトキシン　　　コルヒチン　　　ZD6126

コンブレタスタチン A-4　　コンブレタスタチンセリンアミド（大角ら）

図 7-2　腫瘍血流遮断物質

枠，トリメトキシフェニル基．
筆者らが実験に用いたのは、コンブレタスタチンA-4のB環のヒドロキシ基がセリンアミド基に置き換えられた誘導体．この官能基の変換により、リード化合物より腫瘍血流遮断作用が強くなっている．

堀 勝義. 作図

　コルヒチンはイヌサフランという植物に含まれるアルカロイドで、種なしスイカを作る時に使われてきた薬品でもあるが、それ自体は毒性のきわめて強い物質である。コルヒチンに含まれる7員環構造のトロポロン骨格を、6員環構造のフェノールに置換することにより、毒性が弱められたものがZD6126［10］である。コンブレタスタチンA-4はA環とB環から成るシス-スチルベン骨格を持ち、その構造はコルヒチンに似ている。前項で述べたように、実際に、コンブレタスタチンはチューブリンのコルヒチン結合部位に結合する。そして、試験管では、チューブリン重合阻害でがん細胞の増殖を強く抑制する。

腫瘍血流遮断作用には、メトキシフェニル基の存在が不可欠と考えられているので、合成薬の開発は、主として、B環を化学修飾することによって行われる。コンブレタスタチンは化学構造が単純であるため、ペティットの発見以来、これまでに数多くの誘導体が合成されており、その状況は現在も続いている［11］。

7.2. コンブレタスタチンは腫瘍血流を選択的に遮断する

筆者らは、コンブレタスタチンセリンアミド体[注1]（以下、コンブレタスタチン）が腫瘍血流を不可逆的に遮断することを見出し、その後の約20年間、その化合物を用いて「がんの兵糧攻め」の研究を行い、固形腫瘍が持ついくつかの性質を明らかにしてきた［12-16］。ここからはその研究を詳しく説明していく。

7.2.1. 腫瘍血流遮断効果

コンブレタスタチンによる腫瘍血流遮断の効果を、皮下移植腫瘍、化学発がん剤で皮下に誘発した自家原発腫瘍、皮下以外で増殖する腫瘍、リンパ節転移巣、微小増殖巣の順に見ていく。

7.2.1.1. 皮下移植腫瘍

図7-3は、皮下移植腫瘍に対するコンブレタスタチンの血流遮断効

注1）ここでコンブレタスタチンセリンアミドの提供、および仕入れ先を明確にしておきたい。筆者の1996年から2004年までの研究には大角らが合成したもの（AC7700、味の素提供）を用いており、本章7.2.3の窪田らの実験は、東北大学で古本らが合成した試薬で行われている。また、筆者の2004年から2014年までの研究には、厚生労働省の研究班［代表 横山昌幸（東京慈恵会医科大学）］が依頼をし、東京化成が製造した試薬を用いている。なお、これらの試薬は同一の化学構造を持ち、筆者の検定により、腫瘍血流遮断作用の力価も同じであることを確かめている。

果である。吉田肉腫変異系LY80、佐藤肺癌SLC、腹水肝癌AH109Aのラット皮下移植腫瘍、そして、ヒト食道癌TE8細胞をヌードマウスに移植してできた腫瘍のいずれにおいても、薬の投与後直ちに腫瘍血流は遮断された。

がん細胞を直接の標的とする場合には、薬剤感受性の大きな壁があることを第1章で述べたが、腫瘍血流遮断にはこの壁がない。がん細胞の種類や個性に関係なく効果が期待できる薬は抗がん剤にも分子標的薬にもなく、腫瘍血流遮断薬の持つ意義はきわめて大きい。

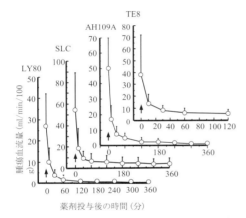

コンブレタスタチンの用量は10 mg/kg. ここで用いている腫瘍は、TE8以外は増殖速度は速く、体積ダブリングタイムは1.7日から2.5日である．矢印は、薬剤の静脈内投与の時点を示す．
薬剤投与後、いずれの腫瘍も血流は直ちに遮断される．

Hori K. Chemotherapy (2005) を改編

図7-3 皮下移植腫瘍の血流遮断

7.2.1.2. 自家原発腫瘍

移植腫瘍の増殖速度は非常に速い。がんの治療薬の多くは分裂細胞が標的であるため、増殖速度が速いがんほど効果が出やすい。コンブレタスタチンで違いが出るかどうかを確認するために、ゆっくり増殖する自家原発腫瘍で検討を行った。自家原発腫瘍は、第2章ではドンリュウラットに作ったが、ここではフィッシャーラットF344ラットを用い、作成した[注2]。

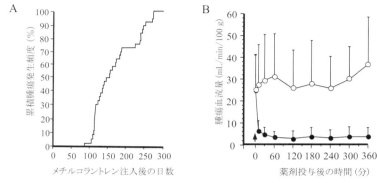

図 7-4　自家原発腫瘍の血流遮断
A. 原発腫瘍発生の累積頻度．6週齢のフィッシャーF344ラット（n = 34）の背部皮下にメチルコラント
レンを注入．腫瘍発生の最初は77日目、最後が273日目と大きなばらつきがある．中央値は140日．
B. 矢印，薬剤を静脈内投与．○，0.9 % NaCl（n = 10）；●，10 mg/kg コンブレタスタチン（n = 24）．
自家原発腫瘍においても、コンブレタスタチンで腫瘍血流は直ちに遮断される．

Hori K et al. Med Sci Monit (2001) より

　F344ラットは、ラットの中でも自然発がんの発生率が少なく、食品添加物のがん原性試験に採用されてきたラットである。発がん物質のメチルコラントレンを皮下に注入すると、腫瘍の発生はドンリュウラットに比べてかなり遅かった。図7-4Aに発がん剤注入後の日数と累積発生頻度との関係を示す。コンブレタスタチンはこの自家原発腫瘍に対しても、例外なく血流を遮断した（図7-4B）〔13〕。この薬剤による腫瘍血流遮断は、がん細胞の増殖速度にも関係していない。

7.2.1.3. 皮下以外で増殖する腫瘍

　臨床でがんの薬物治療をするのは、その多くが、がんの発生部位が臓器内であり、しかも転移を伴っている場合である。そこで、腫瘍血流遮

注2）ドンリュウラットは日本国内のみであるが、フィッシャーラット F344は世界で使用されている。他の研究者による追試があることも考え、このラットを用いた。

第 7 章　がんへの栄養を止める

断効果が、皮下腫瘍以外でも認められるかどうかを検討した。その結果が図 7-5A である〔14〕。肝臓、腎臓、胃壁、筋肉のいずれの組織で増殖する腫瘍も、腫瘍血流は強く遮断されている。ここで、腎臓内腫瘍で血流遮断が完全でないのは、腫瘍内に残存する腎糸球体の影響による（図 7-5B）。第 2 章のグリノの腎臓への腫瘍移植モデルで、腎臓がすべて腫瘍に置き換わることはないと述べたのは、このような意味である。

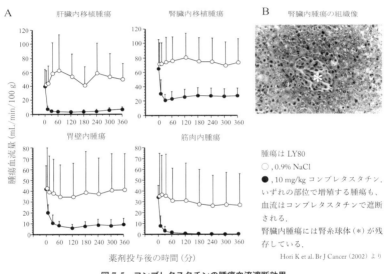

図 7-5　コンブレタスタチンの腫瘍血流遮断効果

7.2.1.4. リンパ節転移巣

転移のなかでも頻度が高いのはリンパ節への転移である。筆者らは、がん細胞をラットの耳に移植した後、頸部リンパ節に生じる転移［17］を実験モデルとして用いた。リンパ節転移巣にも高密度の腫瘍血管ネットワークが存在する（図 7-6A）。そして、その血流もコンブレタスタチンにより強力に遮断された（図 7-6B）。固形腫瘍の中でも、リンパ節転移に対する血流遮断の効果は特に著しい。

第Ⅱ部 がんの兵糧攻め

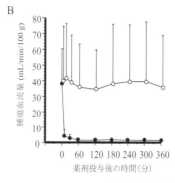

A. 頭部リンパ節転移巣の腫瘍血管ネットワーク．左心室から注入した造影剤（バリトゲンゾル）で還流したあと、腫瘍を取り出し、軟X線で造影（マイクロアンジオグラフィー法）．転移巣にも密度の高い腫瘍血管網が存在する．
B. リンパ節転移巣の血流遮断．
○, 0.9% NaCl（n = 8）；●, 10 mg/kg コンブレタスタチン（n = 10）．
リンパ節転移の血流は強く遮断される．

Hori K et al. Br J Cancer（2002）より

図7-6　リンパ節転移巣の腫瘍血流遮断

7.2.1.5. 微小増殖巣

微小増殖巣での血流遮断の確認実験は、透明窓内の径3mm未満の腫瘍を用いて行った。微小腫瘍はベースの血流量が多いので、完全停止まで若干時間を要するが、コンブレタスタチンを静脈内投与すると、速いものでは20分以内に、遅いものでも1時間以内に腫瘍血流は完全に停止した。径2.5mmのSLC腫瘍に対して行った血流遮断の一例を図7-7に示す。血流は25時

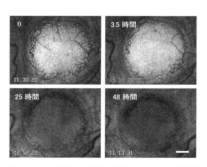

図7-7　微小増殖巣に対する効果（カラー口絵参照）
腫瘍はSLC．スケールは500 μm．
コンブレタスタチン投与3.5時間後に、腫瘍辺縁部の血管内にトラップされた赤血球が溶血．25時間、48時間後（下段）も血流は回復せず腫瘍の増殖は完全に停止している．

Hori K et al. Br J Cancer（2002）より

間後も回復せず、48時間後になると、よりいっそう変性が進んでいる。そして、この不可逆的な血流遮断により、腫瘍の増殖は完全に停止した〔14〕。

以上の実験から、「コンブレタスタチンは、がん細胞の種類、発育部位、増殖速度を問わず、普遍的に腫瘍血流遮断作用を示す」という結論に達した。

7.2.2. 正常組織の血流への影響

コンブレタスタチンの血流遮断作用は腫瘍に選択的かどうかを見るために、正常組織の血流量変化を測定した。静脈内に投与するコンブレタスタチンは、腫瘍で不可逆的な血流遮断を引き起こす用量（10 mg/kg）を用いている。

図7-8は、薬を静脈内投与したあと、同一部位の正常組織の血流量を1時間ごとに測定した結果である。腎皮質と骨髄は6時間、肝臓と脳は8時間、経過をみている。10 mg/kgのコンブレタスタチンを用いると、脳血流量は約30%低下した。しかし、脳に電極を留置して、24時間後に再び測定を行うと、血流量は完全に元に戻っていた〔12〕。肝臓の血流

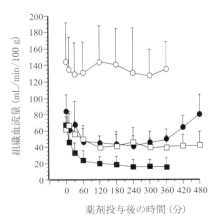

○, 腎皮質（n = 10）; ●, 肝臓（n = 10）; □, 脳（n = 10）; ■, 骨髄（n = 9）.
10 mg/kgのコンブレタスタチンを時間0で静脈内投与.
腎臓以外は血流は低下するが、いずれも可逆的で、24時間以内に概ね元に戻る. 正常組織では血流遮断は起きない.

Hori K et al. JJCR (1999) のデータを再編

図 7-8　コンブレタスタチンの正常組織血流への効果

量は、投与4時間後に約50％に低下したが、8時間後には元のレベルに戻った。腎臓の血流量にはほとんど変化がなかった。骨髄の血流量は約70％の低下があったが、電極を留置し、24時間後に同じ部位を再度測定すると、元の値の80-90％のレベルにまで回復していた。

このように、腎臓以外の組織では、コンブレタスタチンで血流量は低下をするが、その低下は可逆的であり、24時間以内に、概ね元の値に戻った。コンブレタスタチンには細動脈収縮作用があるため、正常組織の血流量は一過性に低下するのである。この収縮が腫瘍血流遮断のメカニズムの一環であることを、7.5.で説明する。

7.2.3. 腫瘍と正常組織の糖代謝の変化

窪田らは、コンブレタスタチン投与後の正常組織と腫瘍の糖代謝の変化を ^{18}F-フルオロデオキシグルコース(^{18}F-FDG)で、そして、心筋血流を反映する薬剤として ^{201}タリウム(^{201}Tl)を用い、組織の機能変化を測定した。その結果が図7-9である。

筋肉、骨、腸管、脳の糖代謝には大きな変化はみられない。このデータから、水素クリアランス法で血流の低下が計測された骨や脳でも、代謝機能はほぼ正常に維持されていることがわかる。ところが、心臓では、コンブレタスタチン投与の1時間後に糖代謝は2.8倍に上昇している。この増加は、血管の収縮からくる心筋仕事量の増加による可能性と、虚血による可能性が考えられる。虚血でFDG集積が増えるのは、心筋のエネルギー供給が嫌気性解糖のみになるからである。

投与6時間後と24時間後にはコントロールのレベルに戻っているため、投与1時間後の上昇は一過性といえる。タリウムでの測定では1時間後の血流変化は認められていない。糖代謝上昇の理由はまだ決定できないが、心臓に負荷がかかっていることは確実であり、この薬の用量決定には慎重さが必要と、窪田は指摘している（パーソナルコミュニケーション）。

第7章　がんへの栄養を止める

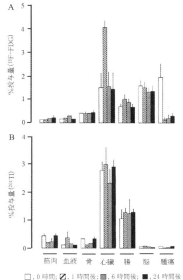

A. ^{18}F-FDG（フルオロデオキシグルコース）を用いた糖代謝の評価
B. ^{201}Tl（タリウム）を用いた血流量（特に心臓）の評価．
説明は本文．

［提供　窪田和雄博士（論文としては未発表．許可を得て掲載）］

図7-9　コンブレタスタチンの組織糖代謝への影響

　一方、腫瘍では、コンブレタスタチン投与1時間後に、糖代謝は十分の一に低下し、24時間後も、その状態は元に戻っていない。このことは、腫瘍では薬剤投与後のかなり早い時期に細胞変性が広範に起こり、代謝機能が著しく低下していることを意味している。

　以上の結果は、コンブレタスタチンは腫瘍選択的に機能障害を引き起こし、腫瘍を急速に変性に導くことを、糖代謝の面から示している。

7.3. 腫瘍血流遮断による治療効果

7.3.1. 皮下移植腫瘍での効果

　治療実験には、腫瘍血流の解析を行ったのと同じ腫瘍（LY80、SLC）を用いた。LY80は多くの抗がん剤に抵抗性を示す低感受性のがん細胞系

である。LY80とSLCに対するコンブレタスタチンの効果と体重曲線を、それぞれ図7-10に示す。

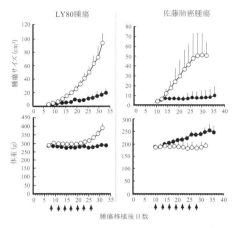

○ , 0.9% NaCl群（コントロール）
● , 10 mg/kg コンブレタスタチン群.
LY80は移植8日目から、SLCは移植10日目から、3日毎に7回の薬剤投与（矢印）.
LY80のコントロールで体重増加があるのは腫瘍重量の増加分．SLCの治療群で腫瘍サイズは増加しないのに体重が増加しているのは、副作用が少なく、食欲が低下していないことを意味する．逆にコントロール群で、腫瘍サイズが増大しているにもかかわらず体重が一定なのは、ラットの正味の体重が減少していることを示している．

Hori K et al. JJCR (1999) より改編

図7-10　コンブレタスタチンによる治療効果

　コンブレタスタチンはいずれの腫瘍においても増殖を強く阻害し、腫瘍血流遮断の結果が顕著に認められる。しかも、通常の抗がん剤で見られる貧血、下痢などの副作用を伴わなかった。SLCは腫瘍が比較的小さい段階からラットを悪液質にする性格が強いが、治療をすると悪液質にならず、担がんラットの一般状態は良好であった。これは多数のがん細胞が死滅したことを強く示唆する所見である。血流遮断で腫瘍は凝固壊死となり、それが乾酪化し（図7-11）、脱落するという経過を経て、完全治癒する例も認められた。その間、腫瘍のサイズはほとんど不変であった。

　マウス大腸がんcolon 26を、盲腸に移植し（同所移植）、結腸癌に

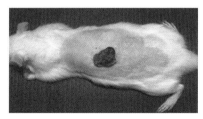

図7-11　乾酪化
SLC腫瘍治癒の一例．この場合には腫瘍は乾酪壊死となり、それが脱落するという経過を経て、完全治癒した．腫瘍は水分が完全に抜け、メスで歯が立たないほど固化していた．

見立てた腫瘍の治療でも、皮下移植をした場合と同様、腫瘍の増殖は強く阻害された [18]。つまり、がん細胞生育に付随して新生する間質（血管等）は同じ病態生理機能を持っている。発生母地、生育部位に関わらず、腫瘍血流遮断が起きるということである。

7.3.2. 自家原発腫瘍での効果

次に、メチルコラントレン処置後の同時期に治療実験を行なった5匹のラットの結果を図7-12に示す。コンブレタスタチンを静脈内投与すると、一回投与であるにもかかわらず、全てのラットで腫瘍は完全に増殖を停止した。そして、その状態は一週間続き、そのうちの3匹はその後再増殖をしなかった。メチルコラントレンにより発生した自家原発腫瘍は自然に治ることはないので、この治癒は腫瘍血流遮断の効果によるものである。腫瘍血流遮断による治療効果は、がん細胞の増殖速度にも関係がないことを示している。

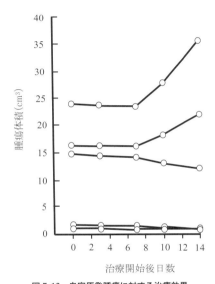

図7-12　自家原発腫瘍に対する治療効果

0日に10 mg/kgのコンブレタスタチンを1回投与。効果は全てのラットで一週間持続。その後、5例中2例が再増殖したが、残り3例は増殖停止。

Hori K et al. Med Sci Monit (2001) より

7.3.3. 組織学的効果

コンブレタスタチンによる組織学的効果を図7-13に示す。血流遮断で、移植腫瘍にも原発腫瘍にも広範囲の壊死が誘導されている。薬を静

脈内投与して3日後のLY80腫瘍の組織像が、図7-13Aの右の写真である。組織の変性が著しく、核濃縮が起きており、隣り合ったがん細胞が互いに分離している。同じサイズの腫瘍を比較すると、コントロール群では組織に占める自然壊死の割合は10％であったが、コンブレタスタチン投与群では壊死の比率は45％と著明に増加していた。

図7-13Bの右の写真は治療2日後の自家原発腫瘍であるが、同じく全域にわたって壊死が誘導された。発がん物質でできた原発腫瘍は、樹立された細胞系を用いる移植腫瘍と違って、一つ一つが個別的な生育特性を持つ腫瘍と見なされる。

したがって、臨床と同様、厳密な意味でのコントロールをおくことができない。そこで、同一腫瘍で、治療前と治療後にバイオプシー（生体組織診断）を行い、壊死の割合を比較した。メチルコラントレンで誘発される原発腫瘍の自然経過では、長径が3cmを超えて増殖しても、通常、壊死は10％に満たない。ここで行った実験では、治療前後での壊死の割合はそれぞれ9％と80％であり、腫瘍血流遮断によって原発腫瘍が壊滅的な打撃を受けたことがわかる。

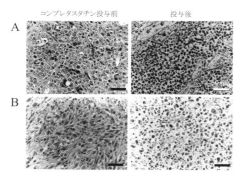

A. LY80. 左, 10 mg/kg コンブレタスタチン投与前；右, 投与72時間後。腫瘍組織は核濃縮、凝縮、細胞質の消失を呈し、強い壊死が誘導されている．
B. 自家原発腫瘍. 左, コンブレタスタチン投与前；右, 投与48時間後．薬剤投与前と後に、同一腫瘍からバイオプシーで組織を採取．
投与48時間後には腫瘍組織は壊滅．自然の状態では、短時間でこのような組織崩壊をすることはない．
スケールは全て50 μm

A. Hori K et al. JJCR (1999) より
B. Hori K et al. Med Sci Monit (2001) より

図7-13　組織学的効果

移植腫瘍と原発腫瘍とで壊死の比率が著しく異なるのは、主として両者の増殖速度の違いによる。LY80の体積ダブリングタイムは1.7日であ

るのに対し、この原発腫瘍は25から30日である。原発腫瘍は生育が遅いので、血流遮断直後の壊死率はほぼ一定に維持されるが、生育の速いLY80の場合には、生残細胞の再増殖が始まっており、それに伴って壊死率が低くなり、遮断の効果が小さく見えるのである。

7.3.4. リンパ節転移に対する効果

LY80細胞を皮下に移植し、腫瘍が一定の大きさに達すると、腋窩（えきか）リンパ節、鼠頸（そけい）部リンパ節に転移の腫瘤が形成されるのが自然の経過である。コンブレタスタチンを静脈内投与すると、リンパ節転移の発生自体を防ぐことはできないものの、対照群に比べて、転移巣形成までの時間は著しく長くなった。これは移植部の腫瘍ダメージが大きく、リンパ管に入っていくことができる生残がん細胞の数が著しく減少したことによると、筆者は推測している。

7.3.5. 血行性転移をした腫瘍に対する効果

血行性転移については、LY80細胞を尾静脈から注入後、臓器にできる腫瘍をモデルとして用いた。腎臓以外のほとんどの臓器に実験転移が成立するのは、細胞注入3日後であることを確かめている。そこで、コンブレタスタチンによる治療は、実験転移巣の増殖がすでに始まっている、細胞注入7日後から開始した。2日毎に5回の治療を行い、最終治療の2日後（移植17日後）、各臓器での転移結節の数と大きさを計測し、治療効果を評価した。肺、肝臓、心筋、皮膚、内臓のリンパ節など、すべての部位で腫瘍の増殖は有意に抑制されていた［14］。

この所見は、コンブレタスタチンは、臓器内腫瘍の血流も遮断するという基礎データを裏付けた結果となっている。

7.3.6. 延命効果

治療効果の中で最も重要なのは、実験においても生存延長があるかどうかである。一般に、ある治療が有意の増殖抑制効果（直接効果）を示しても、生存期間の延長にまでつながらないことが多い。しかるに腫瘍血流遮断による治療では、LY80、SLC担がんラットのいずれも、対照群と比べて、有意の生存期間延長が認められた。なかでもLY80は、現在臨床で使用されている抗がん

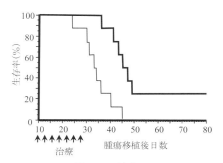

図7-14　延命効果

がん細胞はSLC．移植後10日目から10 mg/kgのコンブレタスタチンを3日毎に7回静脈内投与（太線、n = 8）．コントロールは0.9% NaCl投与群（細線、n = 8）．治療群は8匹中2匹が治癒．延命効果には有意差あり（P = 0.0022, log rank test）．

Hori K et al. JJCR (1999) より

剤や放射線に対して抵抗性を示すがん細胞であるため、有意の生存期間延長(中央値で7日)が認められたことの意義は大きい。腫瘍血流遮断ががん細胞に与える影響の大きさを示すものとして注目される。

SLCでも有意の生存延長（中央値で12日）があり、8匹中2匹のラットで、治療終了52日までの観察期間中に再発はなく、完全治癒と判断した（図7-14）。

自家原発腫瘍でも5匹中3匹が再増殖しなかったことは前述のとおりである。発がん剤で作る原発腫瘍は、移植腫瘍のように、いつでもどこでも数多くの腫瘍を準備できるものではない。しかし、行った十数匹の治療実験で判断する限り、原発腫瘍に対しては、コンブレタスタチンの投与間隔を長くし、できるだけ長期間の投与を行えば、より長い延命効果が得られると筆者は考える。7.5.8で説明するが、コンブレタスタチンには蓄積毒性がないので長期間の投与が可能である。

7.3.7. 治療効果の評価

これまでも今も、がんの治療では、腫瘍サイズがどう変化したかが効果の重要な指標であり、判定に用いられている。

筆者らも、従来の抗がん剤を用いた治療実験では、腫瘍サイズの推移で効果を判断していた。ところが、腫瘍血流遮断の治療では、必ずしもこの判断基準が通用しない。腫瘍が増大も縮小もせず、固定状態が長く維持される時に、最も効果が高いことがわかったからである。逆に、腫瘍縮小効果が見られる場合には、その多くに再発が起こったことも注目に値する。

腫瘍血流遮断剤の治療効果の評価法を模索する中から、筆者らは、腫瘍血流量が腫瘍縮小効果にも関係しているのではないかと考えるようになった。そして、そのことを以下の実験で確かめた。

7.4. 腫瘍縮小効果にも腫瘍循環が関係する

この実験では、固形腫瘍に佐藤肺癌SLCを、薬はドキソルビシン、マイトマイシンC、コンブレタスタチンを用いている。図7-15に示すように、SLCはドキソルビシンでは縮小効果が認められる。一方、マイトマ

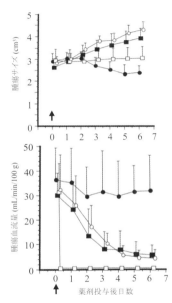

図 7-15 腫瘍縮小と血流

がん細胞 , SLC; 矢印 , 薬剤の静脈内投与.
● , 8 mg/kg ドキソルビシン群（n = 12）;
■ , 2 mg/kg マイトマイシン C 群（n = 12）;
□ , 10 mg/kg コンブレタスタチン群（n = 12）;
○ , 0.9% NaCl（生理食塩水）群（n = 10）.
ドキソルビシンでは、腫瘍は縮小、血流量は低下せず. マイトマイシンでは、コントロールと同様、腫瘍サイズは増加、腫瘍血流量は低下. コンブレタスタチンでは、腫瘍サイズは不変、腫瘍血流量は完全停止.

Hori K et al. Eur J Cancer（2003）より

第Ⅱ部　がんの兵糧攻め

イシンCには感受性を示さず、腫瘍は増加を続ける。そして、コンブレタチン処置では腫瘍のサイズは不変であった。つまり、SLCとこれらの薬剤を組み合わせた治療モデルは、縮小か、増大か、あるいは不変かというがん化学療法の予後の三方向の典型を示している。

　この治療モデルでの、薬剤投与後48時間の組織像が図7-16である。ドキソルビシン投与により、膨化や異常分裂を起したがん細胞が多数認められる（A）。しかし、腫瘍血管には、見かけ上、大きな変化はない。マイトマイシンCではがん細胞も腫瘍血管も変化がなく（B）、生理食塩水投与のコントロール（D）とそれほど変わらない。これは、SLCはマイトマイシンCには全く感受性がないということである。対照的に、コンブレタスタチンでは、がん細胞と血管は共に壊滅的な打撃を受け、腫瘍は大きく変性している（C）。

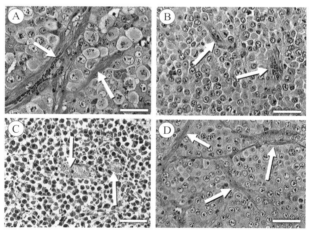

図7-16　薬剤投与後の腫瘍組織像（カラー口絵参照）

がん細胞はSLC．いずれも薬剤投与48時間後の組織．
A, ドキソルビシン；B, マイトマイシンC；C, コンブレタスタチン；D, 生理食塩水（0.9% NaCl）．矢印，腫瘍血管：スケール, 50 μm．
ドキソルビシンではがん細胞は膨化、異常分裂が多数観察される．がん細胞はこの後崩壊する．腫瘍血管は壊れない．マイトマイシンCでは、コントロールの生理食塩水と比べて、がん細胞も腫瘍血管も大きな変化はない．一方、コンブレタスタチンでは、がん細胞も腫瘍血管も完全に崩壊している．

Hori K et al. Eur J Cancer（2003）より

第7章 がんへの栄養を止める

コンブレタスタチンとドキソルビシン処置のラットには、48時間後に静脈から蛍光色素フルオレスチンを投与し、循環機能の状態を確認した。その結果が図7-17である。コンブレタスタチン処置後は、蛍光色素は腫瘍組織にはまったく届かず、循環機能は完全に喪失している。一

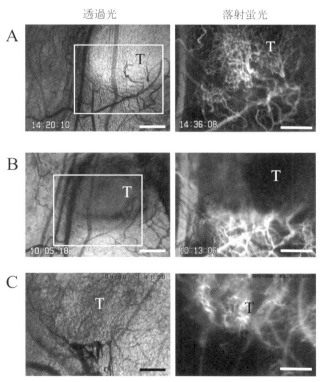

図7-17 薬剤処置後の循環機能

腫瘍は SLC.
A,無処置コントロール；B,コンブレタスタチン静脈内投与48時間後の腫瘍（Aと同一部位）；C,ドキソルビシン投与48時間の腫瘍. 左は透過光での撮影. 右は造影剤フルオレセインナトリウム投与後に落射蛍光顕微鏡で撮影. T,腫瘍：スケール, 500 μm
A. 左の写真白枠が右の写真の撮影領域. 循環は機能しており、造影剤は腫瘍血管に入っていく.
B. 左の写真白枠が右の写真の撮影領域. 循環機能が破綻しており、蛍光色素は腫瘍に入っていかない.
C. 循環は機能しており, 蛍光色素は腫瘍に到達する.

Hori K et al. Eur J Cancer (2003) より

方、ドキソルビシンの場合には、静脈内投与された蛍光色素は腫瘍組織に到達し、腫瘍循環は機能が存続していることがわかる。

　コンブレタスタチンとドキソルビシンのいずれを用いても、SLC細胞には甚大な破壊効果がもたらされる。しかし、縮小効果を示すのはドキソルビシンであり、その違いは、ドキソルビシンでは循環が機能していることである。腫瘍が小さくなるためにはがん細胞が死滅することが必要条件であるが、十分条件は循環機能が残ることといえるかもしれない。実際、コンブレタスタチンでは、血流遮断が完璧であればあるほど、腫瘍の縮小効果は鈍ることを経験している。腫瘍循環が機能喪失の状態になると、死滅したがん細胞のデブリを処理する好中球やマクロファージが腫瘍組織に到達できなくなる。その結果、デブリが腫瘍内に留まり、縮小の速度は低下するのだと筆者は考える。一方、腫瘍血流の保持あるいは増量がある場合には、それらの処理細胞群が到達しやすく、腫瘍の縮小が進むのではないだろうか。

　腫瘍縮小に血流量が影響することは、異種移植でいったん成長した腫瘍が退縮していく時にも見られる。図7-18はウイスターラットにAH109Aを皮下移植した例である。AH109Aはドンリュウラットには生着するが、ウイスターラットに移植した場合には、がん細胞はいったんは増殖して腫瘍を作るが、一週間後くらいから拒絶反応が顕著になり、退縮が始まる。この時、腫瘍には50 mL/min/100 g以上という多量の血流があり、半減期（腫瘍サイズが半

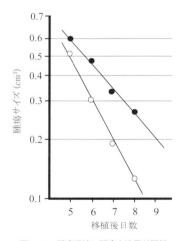

図7-18　腫瘍退縮に腫瘍血流量が関係

ウイスターラットにAH109Aを皮下移植.
○, 0.9% NaCl. この群での体積の半減期は1.50日
●, 10 mg/kg コンブレタスタチン. この群での体積の半減期は2.48日.
　○、●共にサイズは腫瘍3個の平均値. コンブレタスタチンで腫瘍血流を遮断すると、腫瘍退縮の速度が低下するところが注目点.

Hori K. 未発表データ

分になる時間)1.5日という速度で、腫瘍は急速に縮小する(白丸)。しかし、コンブレタスタチンで腫瘍血流を遮断すると、半減期は2.5日に低下した(黒丸)。腫瘍サイズの縮小に腫瘍血流量が影響することを示す具体例のひとつである。

　現在頻用されている固形がんの治療効果判定基準は腫瘍径の減少の程度を基本としているが、病巣の病理組織学的な内容を吟味する必要性は、腫瘍血流遮断剤においてはより強く求められる。腫瘍血流遮断剤投与後の効果の判定には、サイズだけでは評価のできない複合要素が存在すると思われるからである。

7.5. コンブレタスタチンによる腫瘍血流遮断の循環メカニズム

7.5.1. 昇圧作用―血管抵抗増強部位はどこか

　コンブレタスタチンを静脈内投与すると、濃度依存的に全身血圧が上昇する。細動脈の様子を生体観察すると、薬の投与とほぼ同時に収縮しているので、代謝を介さない、細動脈への直接作用の可能性が高いと判断をした。そこで、第4章で説明した方法で、血管抵抗増強部位の解析を行った。

　図7-19に昇圧剤のデータを合わせて示すが、コンブレタスタチンで血管抵抗が増強される細動脈はa3、a4であり、エピネフリンとほぼ同じである[15]。しかし、エピネフリンでは投与をやめると血圧はすぐに元に戻るのに対し、コンブレタスタチンではワンショット投与で昇圧が約2時間持続するという大きな違いがある。この2時間の持続に重要な意味があることを、後ほど説明する。

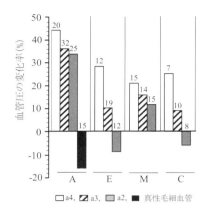

図 7-19　血管抵抗増強部位の解析

7.5.2. 腫瘍血管自身はコンブレタスタチンに反応しない

次に、4.4.2.で用いた方法で、コンブレタスタチンの血管への直接作用を調べた結果を図7-20Aに示す。薬の濃度は0（生理食塩水）、0.2、1、10、50 mg/mLを用い、血管に局所滴下する液量はいずれの場合も10 μLである。

正常皮下の血流は1 mg/mLのコンブレタスタチンにも反応し、コントロール（生理食塩水）と比べて60％以上の低下を示した。正常の細動脈に対し、明らかにコンブレタスタチンは直接作用している。

これに対して、腫瘍血管では、50 mg/mLという静脈内投与では決して到達することのない高濃度に至るまで、血流は有意の低下を示さなかった。このことは、腫瘍血管自身はコンブレタスタチンにほとんど反応しないことを示している。腫瘍血管は筋線維を含む収縮機能構造を含まないことから考えても、これは当然の帰結かもしれない。ここで引き続き、同じ動物の尾静脈から10 mg/mLの薬液を注射すると、直接滴下ではほとんど変化しなかった部位の血流量が急激に低下し、ほぼ停止した（図7-20B）。

第7章　がんへの栄養を止める

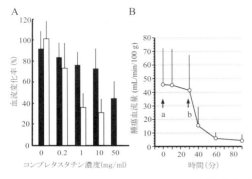

A. ■, 腫瘍; □, 正常皮下. 滴下量, 10 μL.
正常皮下の血流量はコンブレタスタチンの濃度依存的に低下するが、腫瘍血流量は、50 mg/kg の濃度まで有意の低下を示さない．これは、腫瘍血管はコンブレタスタチンに直接反応しないことを示している．

B. a. 局所滴下；b, 静脈内投与．
局所滴下では有意の血流変化を示さないが、静脈内投与をすると、腫瘍血流は遮断された（n = 8）．

Hori K & Saito S. Br J Cancer (2003) より

図7-20　血管の直接反応

　血管抵抗増強部位の特定と直接反応を見る実験から、コンブレタスタチンによる腫瘍血流遮断も、アンジオテンシンIIによる腫瘍血流の増量と同様、正常細動脈の反応を介したものであることがわかる。

7.5.3. 腫瘍間質液圧の変化

　腫瘍間質液圧が腫瘍血流量の増減に大きな影響を及ぼすことを、4.3.4. で述べた。そこで、コンブレタスタチンにより腫瘍間質液圧がどう変化するのかを検討した。コンブレタスタチンで腫瘍間質液圧が上がると推定している論文もあるが[19]、筆者らの実験では、コンブレタスタチン投与後、腫瘍血流量は直ちに低下し、それに同調した形で腫瘍間質液圧も低下した（図7-21）。この結果は、コンブレタスタチンによる腫瘍血流遮断には間質液圧が関与していないことを示している。強力な腫瘍血流遮断で腫瘍間質への血管外滲出液の移行が断たれることが、間質液圧の低下につながるものと考えられる。

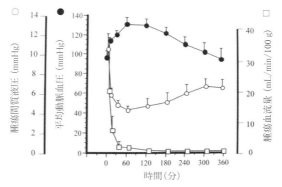

図7-21 コンブレタスタチンによる循環要因の変化

腫瘍はLY80.○，腫瘍間質液圧；●，平均動脈血圧；□，腫瘍血流量
コンブレタスタチン投与後、腫瘍血流と腫瘍間質液圧が同時に低下するところが注目点．

Hori K et al. Br J Cancer (2003) より

7.5.4. 持続的腫瘍血流遮断が腫瘍血管に及ぼす変化

　コンブレタスタチンで腫瘍血流を遮断した直後は、内腔の開いている腫瘍血管も存在するが、遮断が続くと多くの血管は内腔を閉じ、細い糸のようになる（図7-22）。一方、正常の真性毛細血管では、遮断が続いても内腔が閉じることはない（図7-23）。これは、3.1.1.で述べたように、血管の壁構造の違いによると考えられる。正常血管では壁細胞が内皮細胞を取り囲み、構造をしっかり支えているため、内腔は閉じないのである。
　腫瘍血管の多くが内腔を閉じると、ネットワークそのものが流れに対する大きな抵抗となる。そのために、時間が経過して、仮に支配血管の近くで流れが回復し圧力が上がったとしても、腫瘍血管ネットワーク内の流れは回復しない。これに対し、真性毛細血管では構造が維持され、内腔が保たれるため、一時的に血流が低下してもそれは可逆的であり、血流は回復すると筆者は考えている。コンブレタスタチン処置後、腫瘍および正常血管の微細構造がどう変化するのかについては、第8章で再びふれることにする。

第7章 がんへの栄養を止める

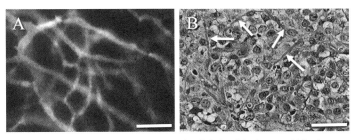

図 7-22 コンブレタスタチンによる腫瘍血管内腔の消失（カラー口絵参照）
A. 腫瘍血管の造影．FITC デキストラン（分子量 4400）を静脈内投与した直後の透明窓内の腫瘍血管．スケールは 250 μm．
B. コンブレタスタチン投与後 120 分後に同じ部位から採った組織像．ミクロトームで透明窓内の腫瘍をガラス面に平行に切って染色した組織像．スケールは 50 μm．
腫瘍血管（矢印）は糸のように細くなっている．内腔が消失していることは連続切片で確認している．

Hori K et al. Br J Cancer (2003) より

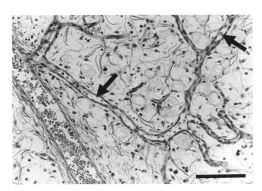

図 7-23 コンブレタスタチン処置後の正常毛細血管の内腔

腫瘍血管とは異なり、正常血管の内腔はコンブレタスタチン処置後も消失しない．スケールは 200 μm．

Hori K. GTMB (2005) より

7.5.5. 辺縁部の腫瘍血管の劇的変化

次に、腫瘍辺縁部の腫瘍血管がより大きな変化をすることを図7-24に示す．薬の投与後の時間変化がAである．コンブレタスタチン投与15分後までに血流支配血管（0分のグレー矢印）が閉じ、30分後にはすべ

167

第Ⅱ部　がんの兵糧攻め

ての腫瘍血管の血流が停止した．注目すべきは，辺縁部にある巨大化した腫瘍血管の変化である．この血管では，多くの場合，赤血球をとどめたまま血流が停止する．そして，投与2時間後にその赤血球が溶血し始め，3時間後までには溶血は辺縁部全体に及ぶ．図は代表例を示したものであるが，観察例のすべてがこのような経過をたどった．そして，この溶血した場所に一致してフィブリン血栓が生じてくることが，免疫染色で明らかにされた．なお，この血栓は腫瘍内の辺縁部の血管に限局しており，ここから正常組織に波及することはない．

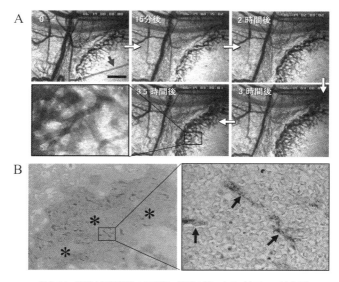

図7-24　腫瘍血流遮断後の辺縁部の腫瘍血管の変化（カラー口絵参照）

A．コンブレタスタチン投与後15分後に腫瘍血流支配血管（グレー矢印）の血流が停止．2時間後にはトラップされた赤血球の溶血開始．3時間から3時間半後に溶血終了．スケールは500 μm．
3.5時間後の黒枠の拡大が下段左．

Hori K. Br J Cancer (2003) より

B．コンブレタスタチンで腫瘍血流遮断後に腫瘍辺縁部 (*) の血管に特異的に観察されるフィブリン血栓．右は強拡大．矢印が免疫染色で染めたフィブリン血栓

（提供　川口隆憲 博士，未発表データ）

7.5.6. 腫瘍血流遮断のプロセスと微小循環メカニズム

ここまでに得られた知見をもとにして、コンブレタスタチンの投与から腫瘍血流遮断までのプロセスをフローチャートにしたものが図7-25である。程度に差はあるが、薬の投与と同時に、階層構造全ての細動脈が収縮する。全身血圧が上昇するのはそのためである。

細動脈a3、a4の血管抵抗の増強が持続すると、より下流にある腫瘍血流支配血管の圧力が著しく低下する。その結果、腫瘍血管ネットワークに血液を送り込む駆動力が下がり、水の流入が減少し、間質液量の低下を招く。それが、腫瘍間質液圧が下がる原因である。腫瘍血流が完全に停止し、それが持続することにより、支持構造の弱い腫瘍血管の内腔は狭くなり、完全に閉塞する血管が多数生じてくる。これが流れに対する抵抗をさらに上げる原因になる。

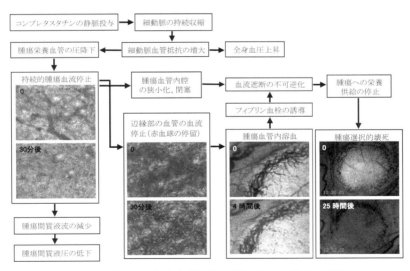

図7-25 コンブレタスタチンによる腫瘍壊死誘導のプロセス（カラー口絵参照）
説明本文.
Hori, Cancer Metastasis Rev (2012) より

第Ⅱ部　がんの兵糧攻め

　腫瘍辺縁部にはドレインが集中しているが、流入する血液量の低下、停止により、辺縁部のドレインの血管は多数の赤血球をトラップしたまま停止する。ここまでは、薬剤投与30分以内に起こるカタストロフィともいうべき劇的な変化である。

　トラップされた赤血球は、血行停止2時間ないし3時間後までに溶血を起こし、その部位に一致してフィブリン血栓が生じる。つまり、腫瘍血流の持続的停止が引き金になり、腫瘍血管内に限局した凝固線溶現象が進行するのである。

　ドレインが塞がると腫瘍血管ネットワークに流体の出口がなくなり、支配血管の圧力が上昇しても血液は入っていけなくなる。実際、この時点でアンジオテンシンⅡを用いても、もはや腫瘍血流は再開通しないことを確かめている。つまり、溶血が生じれば、血流遮断が不可逆過程を辿ることになる。

　腫瘍血流が完全に停止したことにより、間質内の対流が低下し、また、間質の水成分が減少し、物質の拡散効率が下がる。対流と拡散が同時に低下すると、固形腫瘍への栄養供給と、腫瘍からの老廃物の除去に破局が生じ、がん組織の壊死が導かれる。

　腫瘍血流遮断の微小循環メカニズムのまとめが図7-26である。要約す

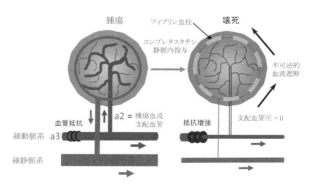

図 7-26　腫瘍血流遮断の微小循環メカニズム（カラー口絵参照）
　　　説明本文.
　　　　Hori K. Cancer Metastasis Rev（2012）を改編

ると、コンブレタスタチンが a3 の細動脈血管抵抗を持続的に増強することで、まず腫瘍血管ネットワークの入口が閉じ、続いてフィブリン血栓で出口がかたまり、腫瘍循環が不可逆的に停止するということである。

7.5.7. エピネフリンによる検証

　コンブレタスタチンが誘導する腫瘍血流遮断は、細動脈血管抵抗を介した作用であるというのが筆者の考えであるが、エピネフリンを用いてこれを検証した〔20〕。図7-19で示したように、エピネフリンとコンブレタスタチンの血管抵抗増強部位が同じだからである。違いは7.5.1.で述べた持続時間である。そこで、検証実験では、0.3 mg/mLのエピネフリンを30分、1時間、2時間持続注入し、それぞれの場合の腫瘍血流量変化を測定した。

　30分の持続では、投与を止めた後、腫瘍血流は速やかに回復した。1時間の持続では、回復はゆっくりとしており、8時間が経過しても血流量はまだ50％のレベルにとどまっている。そして、持続時間を2時間にまで延長すると、腫瘍血流遮断は不可逆化し、回復しなかった（図7-27A）。エピネフリンの用量を0.1 mg/mLに下げても、血管抵抗の増強を2時間継続すれば、腫瘍血流の遮断は回復しなかった。これは、用量よりも持続時間の方が重要であることを示している。そして、エピネフリンでも、コンブレタスタチンと類似した広範囲の腫瘍壊死が誘導された（図7-27B）。他方、血管抵抗増強作用のないメトキサミンには、壊死誘導効果はなかった（図7-27C）。

　エピネフリンは自律神経の交感神経を介して作用する昇圧剤であり、現段階では、チューブリン重合阻害との接点は見出されていない。にもかかわらず、a3 の血管抵抗を増強し続けるだけで、コンブレタスタチン様の作用が誘導される。この検証実験の結果は、腫瘍血流遮断の有力な原因として、a3 の血管抵抗の増強があることを示している。

第Ⅱ部　がんの兵糧攻め

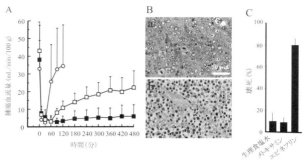

図 7-27　エピネフリンによる検証

腫瘍は LY80

A. エピネフリン昇圧の持続時間と腫瘍血流量との関係．○，エピネフリン昇圧を30分持続（n = 10）；□，1時間持続（n = 10）；■，2時間持続（n = 14）．
昇圧を2時間持続すると低下した腫瘍血流は回復しない．
B. エピネフリンによる腫瘍組織の変化．a, 昇圧前；b, エピネフリン昇圧を2時間持続後48時間経過した組織．
腫瘍組織の崩壊像はコンブレタスタチン処置（図7-13および図7-16）と類似している．
C. 昇圧を2時間持続後48時間経過した組織の壊死の比率．
腫瘍血流に影響しないメトキサミンはコントロールと有意差はないが，血流を遮断するエピネフリンでは広範囲の壊死が誘導されている．

Hori K et al. Br J Cancer (2004) から改編

7.5.8. 蓄積毒性がない—生体での直接的な殺細胞効果は弱い

　次に、試験管で見られるコンブレタスタチンのがん細胞への直接効果が、生体ではどの程度反映されるのか、ここで筆者らが見出した興味深い現象を説明しておきたい。通常、殺細胞効果を持つ抗がん剤には蓄積毒性があり、一回投与でも分割投与でも、最大耐量に近づくと動物は同じような体重減少を示し、最大耐量を超えると確実に死に至る。ビンクリスチン（チューブリン重合阻害が作用機序の抗がん剤）を用いてそのことを示した実例が、図7-28Aである。ここでは、1 mg/kgを一回投与した時と、分割投与（一回0.33 mg/kgを三回投与）した時の体重曲線を比較している。いずれの投与スケジュールでも、同じ用量に達した時に、体重は同じレベルにまで下がっている。つまり、分割投与をしても毒性は蓄積されていく。

第7章　がんへの栄養を止める

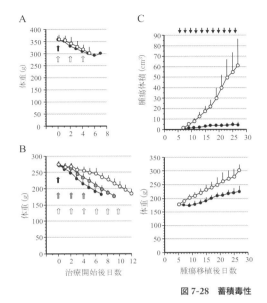

A. ビンクリスチン投与の場合．黒矢印，1 mg/kg；白矢印，0.33 mg/kg．●，1回投与の体重変化（n = 3）；○，分割投与（3回）の体重変化（n = 4）．
B. ドキソルビシン投与の場合．黒矢印，20 mg/kg；グレイ矢印，7 mg/kg；白矢印，3 mg/kg．●，1回投与の体重変化（n = 6）；◐，3回投与の体重変化（n = 6）；○，6回投与の体重変化（n = 6）．
C. コンブレタスタチン投与の場合．矢印，10 mg/kg．●，コンブレタスタチン11回投与の体重変化（n = 6）；○，0.9% NaCl 11回投与の体重変化（n = 6）．
抗がん剤（ビンクリスチン、ドキソルビシン）には蓄積毒性があるが、コンブレタスタチンには認められない．コンブレタスタチンは、腫瘍サイズは増大していないが、体重が増加している．つまり、ラットの正味の重量が増えている．

Hori K. Cancer Metastasis Rev (2012) より

図 7-28　蓄積毒性

　図7-28Bは、ドキソルビシン（DNAの塩基対の間に入り込み、DNA合成を阻害する抗がん剤）を使用した例である。最大耐量一回投与と、三回、六回の分割投与を行っている。分割投与で毒性の発現は遅れるが、最終的な体重減少率は同じになり、蓄積毒性があることを示している。

　これに対し、コンブレタスタチンでは分割投与をしても抗がん剤のような蓄積毒性は出てこない（図7-28C）。筆者の検定では、ドンリュウラットの場合、この物質の一回投与のLD50（半数が死に至る用量）は20 mg/kg、致死量は30 mg/kgであった。しかし、10 mg/kgの投与を、連日11日間行ない、総用量が121 mg/kgに達しても、6匹のラットは1匹も死ななかった。連日の反復投与を行っても蓄積毒性がほとんど出てこないことは、投与期間中、ラットの体重が増え続けることと、良好な一般状態からもわかる。このことは、生体では、この薬剤による分裂細胞への直接効果がそれほど強くないことを示している。なお、コントロールの方が、ラットの体重がより大きく増加しているのは、腫瘍重量が増え続

けていることによるものである。正味の体重の増え方には両者で大差はない。

なぜ、がん細胞への直接効果が弱いのかということについては、第5章で述べた薬剤と細胞の接触時間が関係すると、筆者は考えている。この物質の血中半減期は、12、3分と短いことを確かめている。コンブレタスタチンがチューブリン重合阻害作用を発現するのに必要な接触時間が、血中半減期よりかなり長いと考えれば、この物質の生体内での直接効果の弱さを説明することができるだろう。実験によって、そのことを証明する必要があると思われる。

本剤の腫瘍血流遮断による効果が、がん細胞への直接的な殺細胞効果を大きく上回っていることを考慮すれば、その特性を生かした使用法こそが最大の利益を生み出すことになる。コンブレタスタチンを抗がん剤と同じ範疇の薬、つまりチューブリン重合阻害薬と考え、高分子化して血中持続時間を長くしようとした研究もあるが、それはこの薬の持つ強みを損なうものでしかなく、アーガエルの時代の轍を踏むことになる（7.1.2. 参照）。

より効力のある誘導体を求めて、現在も盛んに合成研究が行なわれているが、コンブレタスタチンの価値は腫瘍血流遮断の強さにあり、価値をチューブリン重合阻害の強さに求めるべきではないことは、以上の説明でわかるだろう。

7.5.9. 反復投与で見られる不思議な現象

コンブレタスタチン投与に関して、筆者らが見出した重要な知見がもう一つある。これも理由はまだ明らかではないが、現象のみを図7-29に記述しておきたい。前項で述べたように、ドンリュウラットに対するコンブレタスタチン一回投与の致死量は30 mg/kgである。用量が多すぎると正常血流にも影響が及ぶためである。実際に、図からわかるように、30 mg/kg一回の静脈注射で、ラット8匹は24時間以内にすべて死

亡した。ところが、24時間前に十分の一量（3 mg/kg）を前投与しておくと、8匹中6匹は死なず、以後、健常状態が維持された。なぜこのような現象が起きるのかについては、今後解明されなければならない。しかし、理由は不明でも、これは治療に十分利用できる現象と思われる。

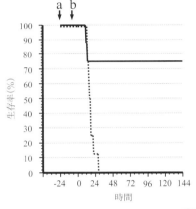

実線, a で 3 mg/kg、b で 30 mg/kg のコンブレタスタチンを静脈内投与；点線, a で 0.9% NaCl、b で 30 mg/kg のコンブレタスタチンを静脈内投与．
10分の1の濃度を24時間前に前投与しておくと、致死量のコンブレタスタチンを投与しても75%のラットは生残るところが注目点。

Hori K. Cancer Metastasis Rev（2012）より

図 7-29　致死量のシフト

7.6. 抗血管新生と血流遮断との違い

　コンブレタスタチンを抗血管新生物質のひとつに分類している研究者も多い。しかし、コンブレタスタチンに抗血管新生作用があるように見えるのは腫瘍血流遮断の結果である。抗血管新生作用が先にあるのではない。

　血流遮断薬と抗血管新生薬はいずれも固形がんに対する兵糧攻めを目指したものであるが、根本的に違うのは、抗血管新生薬はがんに栄養を送る補給路を作らせないようにし、それによって栄養を遮断しようという二段構えの戦法である。しかし、第3章で説明したように、腫瘍血管新生には多様なメカニズムが存在するため、VEGF-VEGFレセプターのシグナル阻害を主体とする抗血管新生薬の作用は、きわめて限定的なも

のとならざるを得ないだろう。さらに、それは新たに生じようとする血管形成を妨げるものであり、原理的には、すでに樹立されたあとの腫瘍血管そのものへの阻害作用はない。後述するが、腫瘍への栄養血管の機能がわずかでも残っていると、腫瘍の増殖や再増殖はなかなか防げるものではない。抗血管新生療法は、すべての腫瘍血管を取り去ることができないことで、兵糧攻めとしては致命的な弱点があると、筆者は考える。

　他方、腫瘍血流遮断は血管を介して栄養そのものを断つという点で、より直接的である。また、作用は強力かつ即効性で、腫瘍特異的である。しかも、その血流遮断の作用対象は腫瘍内の全ての血管に及び、腫瘍血管ネットワーク形成過程のメカニズムを問わない。それでもなお、完璧な兵糧攻めを阻む血管が腫瘍辺縁部周辺に存在することがわかってきた。そのことについては第8章で詳しく論じることにする。

7.7. コンブレタスタチンの臨床効果

　筆者らの研究をもとに、欧米でコンブレタスタチン誘導体の臨床試験が行われた。第Ⅰ相試験で、少数のがん患者で安全量が確認され、次に有効性を確認する第Ⅱ相試験もクリアした。そして、多数の患者で、延命効果を確かめる第Ⅲ相試験に進んだ。10年がかりの試験であったが、有意の生存延長が認められないという結果に終わった。おそらく再増殖を抑制しきれていないということが主要原因だと思う。次の項で、コンブレタスタチンの特長を十分に生かすには、どのような投与計画が合理的なのかを考えてみたい。

7.8. コンブレタスタチンの特長と注意点

　筆者は、臨床試験がどのような計画で、どのようにして行われたのかについての情報を持っていない。しかし、基礎研究を行ってきた立場から、この薬剤がこれまでの抗がん剤と大きく異なるところを4点ほど指

摘しておきたい。薬剤の特長を十分に理解していないと、試験もまた不完全にならざるを得ないと思うからである。

　第一は、抗がん剤には蓄積毒性があるため、最大耐量に達すれば必然的に投了となる。しかし、7.5.8.で述べたように、コンブレタスタチンには蓄積毒性が少なく、長期間にわたり反復投与ができる。したがって、決められた期間で投与を打ち切り、後は経過観察をするというレジメンでは、この薬の特長を十分に引き出すことはできないと考える。

　移植腫瘍（7.3.1.）と原発腫瘍（7.3.2.）に対する治療実験で明らかになったことは、この薬では投与間隔の設定がキーポイントだということである。増殖速度の遅い原発腫瘍に対しては、初回の血流遮断治療をした後は、再増殖が始まるまで二回目の投薬を行わないこと、つまり、治療間隔を最大限長くとることが、サバイバルを延長するための要点であった。

　移植腫瘍（LY80、SLC）を用いた実験で、2日、あるいは3日の投与間隔で5〜7回の治療を設定したのは、抗がん剤のように薬の最大耐量を考え、それを分割投与したものではない。移植腫瘍はダメージからの回復が速く再増殖もまた速いので、それを阻止するために投与間隔を短くとらざるを得なかったのである。セルライン化されているがん細胞の増殖動態は予測できる。したがって、それに合わせて、薬の最適な投与法もあらかじめ計画しておくことが可能である。

　これに対し、発がん剤で作った原発腫瘍は増殖が遅く、しかも一匹一匹の増殖速度が違うので、投与間隔を機械的に決めることはできない。そこで、個別のラットに照準を合わせ、投与間隔は個別に設定するという視点が大切となる。おそらく人の場合には、個人間のバリエーションはもっと大きいはずである。

　第二は、この薬の効力は、一回投与の用量が腫瘍血流遮断を引き起こす用量であるかどうかにかかっている。遮断が不十分な用量ならば、それを何回反復投与しても効果は全く期待できない。ここで、低用量を前投与しておくと、一回投与の最大耐量が高い方にシフトするという現象を利用することができると思う。

第三に、効果の評価法であるが、コンブレタスタチンの効果を、従来の抗がん剤の基準で判定しないこと、つまり効果の判定は腫瘍縮小効果で行わないこと、そして、腫瘍縮小効果を目指さないことである。すでに見てきたように、この薬は著明な効果があるほど腫瘍縮小効果となって現れない。治癒を含む最大の効果が得られる時には、腫瘍サイズ不変の状態が長く続くのである。

　第四に、コンブレタスタチンには昇圧作用があるが、この作用を抑えすぎると目的とする腫瘍血流遮断が得られなくなる。すでに述べたように、昇圧は細動脈収縮の結果であり、その収縮は腫瘍血流遮断のメカニズムの一環である。したがって、この作用をあるレベル以下に抑えると、腫瘍血流遮断が起こらなくなるということに注意が必要である。

　上に述べた筆者の考えはがんの個性に重点を置いたものであり、現行の比較試験では実行するのは困難というのが実情であろう。しかし、筆者らの動物実験の結果から考察すると、このように結論せざるを得ない。革新的な物質は既成の枠内には収まらないと考えている。

文献

［1］　Ohsumi K et al (1998) Syntheses and antitumor activity of cis-restricted combretastatins: 5-membered heterocyclic analogues. Bioorg Med Chem Lett 8: 3153-8

［2］　Chung VP & Wallace S (1981) Hepatic artery embolization in the treatment of hepatic neoplasms. Radiology 140: 51-8

［3］　Denekamp J et al (1983) Vascular occlusion and tumour cell death. Eur J Cancer Clin Oncol 19: 271-5

［4］　Algire GH et al (1954) Vascular reactions of normal and malignant tissues in vivo. VI. The role of hypotension in the action of components of podophyllin on transplanted sarcomas. J Natl Cancer Inst 14: 879-93

［5］　Kelly MG & Hartwell JL (1954) The biological effects and the chemical composition of podophyllin. A review. J Natl Cancer Inst 14: 967-1010

［6］ Hill SA et al (1993) Vinca alkaloids: anti-vascular effects in a murine tumour. Eur J Cancer 29A: 1320-4
［7］ Pettit GR et al (1982) Isolation and structure of combretastatin. Can J Chem 60: 1374-6
［8］ Dark GG et al (1997) Combretastatin A-4, an agent that displays potent and selective toxicity toward tumor vasculature. Cancer Res 57: 1829-34
［9］ Nihei Y et al (1999) Evaluation of antivascular and antimitotic effects of tubulin binding agents in solid tumor therapy. Jpn J Cancer Res 90: 1387-95
［10］ Davis PD et al (2002) ZD6126: a novel vascular-targeting agent that causes selective destruction of tumor vasculature. Cancer Res 62: 7247-53
［11］ Bukhari SNA et al (2017) Development of combretastatins as potent tubulin polymerization inhibitors. Bioorg Chem 72: 130-47
［12］ Hori K et al (1999) Antitumor effects due to irreversible stoppage of tumor tissue blood flow: evaluation of novel combretastatin A-4 derivative, AC7700. Jpn J Cancer Res 90: 1026-38
［13］ Hori K et al (2001) Stoppage of blood flow in 3-methylcholanthrene-induced autochthonous primary tumor due to a novel combretastatin A-4 derivative, AC7700, and its antitumor effect. Med Sci Monit. 7: 26-33
［14］ Hori K et al (2002) A novel combretastatin A-4 derivative, AC7700, strongly stanches tumour blood flow and inhibits growth of tumours developing in various tissues and organs. Br J Cancer 86: 1604-14
［15］ Hori K & Saito S (2003) Microvascular mechanisms by which the combretastatin A-4 derivative AC7700 (AVE8062) induces tumour blood flow stasis. Br J Cancer 89: 1334-44
［16］ Hori K (2012) Starvation tactics for solid tumors: tumor blood flow interruption via combretastatin derivative (Cderiv), and its microcirculation mechanisms. Cancer Metastasis Rev 31: 109-22
［17］ Hori K et al (1979) A model of lymph node metastasis by transplantation of tumor cells into rat ear. Gann 70: 383-4
［18］ Nihei Y et al (1999) A novel combretastatin A-4 derivative, AC-7700, shows marked antitumor activity against advanced solid tumors and orthotopically transplanted tumors. Jpn J Cancer Res 90: 1016-25

［19］ Tozer GM et al (2001) Mechanisms associated with tumor vascular shutdown induced by combretastatin A-4 phosphate: Intravital microscopy and measurement of vascular permeability. Cancer Res 61: 6413-22

［20］ Hori K & Saito S (2004) Induction of tumour blood flow stasis and necrosis: a new function for epinephrine similar to that of combretastatin A-4 derivative AVE8062 (AC7700). Br J Cancer 90: 549-53

第 8 章

腫瘍―宿主インターフェイス
（腫瘍生育周辺域）の重要性

8.1. 再発は腫瘍辺縁部から起こる

　治療後にがん細胞が再び増殖しはじめるのは、がん細胞にとって増殖するのに適した環境、つまり栄養を受け取り、代謝によって生じる老廃物をスムーズに排泄できるライフラインが整っていることを意味する。そのような視点に立つと、腫瘍辺縁部にあるがん細胞は、中心部のがん細胞よりも再発に有利な位置にある。実際、多くの再発は腫瘍辺縁部で起こることが、透明窓による生体観察で確認されている。この章ではそのことについて、放射線照射後と、腫瘍血流遮断後に見られる再発を例にとって説明する。

8.1.1. 放射線治療後に起こる再発の生体観察

　X線照射によるがん細胞の破壊は、酸素分圧が高いほど大きい（酸素効果）ことは古くから知られており［1］［2］、現在も、放射線治療では腫瘍内の酸素分布、低酸素細胞（hypoxic cell）の問題が重視されている［3-5］。酸素効果の理論に従えば、低酸素環境にあったがん細胞が生き残り、治療後の再発の火だねになる。近年、そのことについて、分析をさらに進めた研究が報告されている［6］。血管の近くにあり、酸素供給を十分に受けているがん細胞は照射により撃ち取られ、脱落する。一方、腫瘍血管から遠く離れた場所にあって、酸素が十分ではない環境に適応しているがん細胞は、照射によって低酸素誘導因子HIF-1（hypoxia-inducible factor 1）が活性化される。そして、その細胞が血管の方に移動し、増殖を開始すると説明されている。

　時代は1970年代後半にさかのぼる。腫瘍血管のステージ分類を行った山浦は、放射線照射後の腫瘍血管の変化、そして、再発部位についても重要な研究を行っている［7］。照射後にAH109A腫瘍で起こる変化は次のように要約されている。① 10 Gyから15 Gyの照射では、腫瘍に大きな変化はない。② 18 Gyから20 Gyでは、腫瘍はいったん消失するが、

一定の時間が経過した後、すべての例で再増殖がはじまる。③ 30 Gyでは、照射7日後に腫瘍は消え、正常血管のシステムだけが残る。④ 30 Gyの照射でも再発することはある。そして、②と④での再発は以前II期であった場所から生じる（図8-1）ということである。

つまり、照射後の再増殖は、腫瘍の最外側（辺縁部）、あるいは腫瘍の外周（腫瘍輪郭のすぐ外側）で起こるというのである。腫瘍の最外側にはII期の血管が多い。そこは血流も酸素も豊富で、酸素効果が強く出るはずの場所である。

一方、進展した腫瘍の内部にはIII期やIV期の血管が多く、血流量も少ない。そこは放射線に抵抗性のある低酸素細胞が多数存在する場所でもある。しかし、山浦は、その部分のがん細胞については、「照射後数時間以内に強く傷害され、組織は完全に壊死になる。そして、そこからの再発は皆無だった」、と記述している。筆者も、IV期の血管が存在する領域の大部分は、照射後、がん細胞が消滅することを観察しており、山浦の観察を支持する。酸素効果が、放射線生物学上、否定できない事実であるとするならば、このパラドックスをどう説明すればよいのだろう。

筆者は、これは照射後のライフライン、すなわち、消滅する血管と残存して機能する血管の問題であると考える。腫瘍の内部では、がん細胞

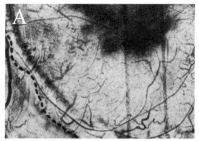
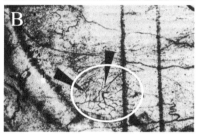

図 8-1　放射線照射後の癌の再発

腫瘍, AH109A. A, 照射前；B, 20 Gy 照射 18 日後に出現した再増殖巣（白丸の中）.
20 Gy 照射をすると, AH109A の組織は著しく破壊されるが, 多くの場合, がんは再発する. その再発は血流量や酸素分圧の高い腫瘍辺縁部から起こる.

Yamaura & Matsuzawa, Int J Radiat Biol Relat Stud Phys Chem Med（1979）より
著者（山浦 玄嗣 博士）の許可を得て掲載

が放射線に耐えたとしても、腫瘍血管が機能不全となり、そこにある細胞は生き延びることができない。実際、内部にある血管は高い線量の放射線を照射した後に潰れていくものが多い。

一方、最外側は、がん細胞の大半が大きな打撃を受けても、これから説明する腫瘍—宿主インターフェイスにあるライフラインは残り、わずかに生き残ったがん細胞が、そのライフラインからの栄養を糧として、再び勢いを盛り返す。こう考えれば、近年の研究成果とも矛盾することなく現象の説明がつくと思われる。

8.1.2. 腫瘍血流遮断後の再発

血流遮断は、LY80のようにこれまで難治とみなされたがんに対しても、常に著明な増殖抑制と有意の生存延長効果を示した。行った全ての血流遮断の治療実験を合わせてみると、完全治癒率の平均は約20％と算出された。これは残り80％近くのラットは再発が起こったということでもある。筆者の観察では、その再発は、山浦が放射線照射後に観察したのと同じく腫瘍の辺縁部からであり、中心部からではなかった［8］。

図8-2Aはコンブレタスタチン投与55時間後の腫瘍の所見である。腫瘍全体が壊死に陥っており、腫瘍血管は完全に消滅しているが、腫瘍—宿主インターフェイスの血管の血流は遮断されずに機能していた（白い矢印）。そして、腫瘍辺縁部には、わずかにがん細胞が生き残っている（黒い矢印）。図8-2Bは96時間後の組織像である。辺縁部で再増殖したがん細胞が、壊死巣を取り囲むように狭い帯状となって増殖をしている。これがバイアブルリム（viable rim）とよばれる再発の初期像であり、結果として、延命効果を妨げる原因となる。

第Ⅱ部　がんの兵糧攻め

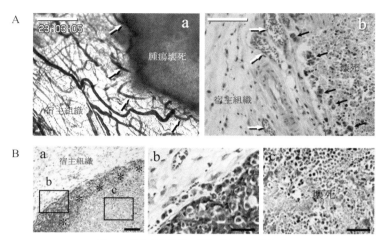

図 8-2　腫瘍血流遮断後の再発（カラー口絵参照）

腫瘍は LY80.
A. 10 mg/kg のコンブレタスタチン静脈内投与 55 時間後の生体観察像
　a, 選択的な腫瘍壊死が生じているが，腫瘍—宿主インターフェイスの血管（白矢印）は機能している．スケールは 50 μm．
　b, a を水平に切った組織像．腫瘍は壊死になっているが，辺縁部にがん細胞（黒矢印）が残存．白矢印は腫瘍‐宿主インターフェイスの血管．スケールは 100 μm．
B. 96 時間後
　a, 辺縁部に残ったがん細胞が再増殖してバイアブルリム（*）を形成している．スケールは 100 μm．
　b と c は，a の黒枠 b と c の拡大像．スケールは 50 μm．

Hori K et al. Cancer Sci (2014) より

8.2. 腫瘍辺縁部と内部とで血流遮断効果に違いがあるか

　腫瘍血流遮断後に、腫瘍辺縁部からがん細胞の再増殖が起こる理由として、辺縁部の方が内部よりもコンブレタスタチンに対する反応性が弱い可能性がある。つまり、遮断効果が不十分なために、がん細胞が生き残り、それが再増殖するという可能性である。
　これを確かめるために、図 8-3A に示すような電極を作り、腫瘍辺縁部（深さ 2.5 mm）と内部（深さ 6 mm）を垂直の位置関係にし、二つの部位の血流を同時に測定した。そして、その血流がコンブレタスタチンによってどう変化するのかを検討した。測定に用いた 250 グラム前後のド

ンリュウラットの皮膚の厚さはほぼ1.5 mmなので、電極の先端を腫瘍表面から6 mmの深さにまで挿入すれば、浅い方の感知部（長さ1 mm）には、腫瘍辺縁部が含まれることになる。

測定の結果を図8-3Bに示す。腫瘍辺縁部は深部よりも常に血流量が多い。しかし、コンブレタスタチンによる血流変化は、辺縁部と深部とで完全に同調していた。図8-3Cと図8-3Dは、それぞれ、血流が回復する用量（1 mg/kg）と不可逆的な血流遮断が起きる用量（10 mg/kg）での変化である。いずれの場合も、辺縁部の血流と深部の血流反応は完全に一致していた。この実験により、コンブレタスタチンの血流遮断効果は、辺縁部と内部で同等に生じるということが証明された。

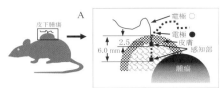
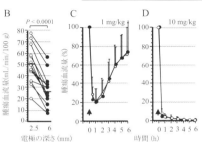

図8-3　腫瘍辺縁部と内部の血流遮断効果は同じ

腫瘍はLY80。○、深さ1.5-2.5 mmの腫瘍血流量；●、深さ5.0-6.0 mmの腫瘍血流量．A，腫瘍表層から異なる深さの血流量を同時に測定する電極；B．○ー●は一匹のラットでの測定．すべての例で内部の血流量が少ない；C，コンブレタスタチン (1 mg/kg) を静脈内投与；D, 10 mg/kgを静脈内投与．
辺縁部も内部もコンブレタスタチンに対する反応は完全に一致．

Hori et al. Cancer Sci（2014）より

8.3. インターフェイスの血管の血流は遮断されない

腫瘍ー宿主インターフェイスは、腫瘍が既存の組織と接する位置にあり、腫瘍増殖の前線域であることはすでに述べた。ここで腫瘍血流というのは、腫瘍内部に含まれる血管の血流のことであり、インターフェイスの血流とは、腫瘍辺縁に近いが腫瘍外部にある血管の血流のことである。図8-4は、腫瘍血流がコンブレタスタチンで完全に遮断されるのに

対し、インターフェイスの血流にまでは遮断が及んでいないことを示している。

図8-4Aの左がコンブレタスタチン投与前、右が投与後の所見である。コンブレタスタチンにより、腫瘍は選択的に変性している。図8-4Bはコンブレタスタチン処置前に、蛍光物質フルオレスチンを投与した結果である。腫瘍血管が機能しているので、蛍光物質は血流に運ばれて腫瘍内部にも移行している。図8-4Cはコンブレタスタチン処置後の結果である。インターフェイス（点線付近の腫瘍外）の血管は生きており、そこではむしろ物質の血管外移行は促進されている。しかし、腫瘍は完全に変性に陥っており、蛍光物質は拡散による移行のみで、対流による移行はない[注1]。

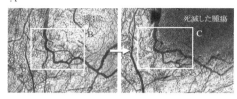

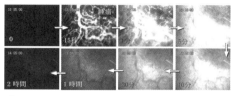

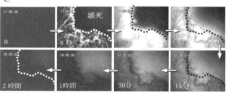

図 8-4　インターフェイスの血管は血流を遮断されない

腫瘍は LY80.

A. 左，投与前：右，10 mg/kg コンブレタスタチン投与 29 時間後．
B. A の左の白四角領域でのフルオレセインの動態．
　腫瘍―宿主インターフェイスでの色素の漏れが著しい．
C. A の右の白四角領域でのフルオレセインの動態．
　腫瘍では循環機能が完全に喪失しているが、腫瘍―宿主インターフェイスの血流は遮断されていないところが注目点．

Hori et al Cancer Sci (2014) より

注1）拡散（diffusion）とは、媒体を通して粒子が濃度の高い方から低い方に自発的に拡がる現象のことであり、フィックの法則に従う。対流（convection）とは、媒体の流れを介して粒子が移動する現象である。例えれば、器の中の水に色素溶液を滴下した時に、色素が自然に拡がっていくのが拡散、エネルギーを加えてかき回すのが対流である。色素を拡げる効率は、対流の方が格段に高い。

8.4. インターフェイスの血管からの物質の拡散距離

図8-5は、循環機能のあるインターフェイスの血管から遠ざかると、変性した腫瘍組織での蛍光物質の時間推移はどう変わるかを示している。白丸、黒丸、白四角、黒四角は、それぞれインターフェイスの血管から50μm、230μm、400μm、650μm離れた位置にある変性組織における推移である。血管からの距離が遠くなるほど蛍光強度は下がり、最大蛍光強度に達するまでの時間は長くなり、組織からのクリアランスは低下する。感覚的にも論理的にも一致することであるが、栄養の条件は機能血管から遠ざかるほど悪化していく。

変性のない無処置コントロールでは、血管から組織までの距離は最大でも60μmしか離れていない(図3-16を参照)。そして、この距離の範囲内では、循環機能は一定している。血管から組織までの距離が400μmを超えると、栄養状態が著しく悪化し、生存が厳しくなる。つまり、ここでの実験条件においては、400μm前後が「限界距離」ということになろうか。これは第9章の照射後腫瘍血流遮断と関係する重要な所見なので、記憶にとどめておいてほしい。

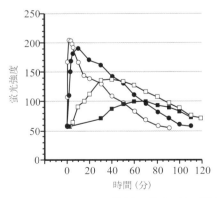

インターフェイス血管からの距離:○, 50μm; ●, 230μm; □, 400μm; ■, 650μm. 血管からの距離が遠ざかるほど、蛍光強度のピーク値は低くなり、ピーク値に達するまでの時間が長くなり、ウオッシュアウトも遅くなる. 400μmを超えると物質交換の条件が著しく低下することが注目点.

Hori et al Cancer Sci (2014) より

図8-5 インターフェイスからの距離と物質動態

8.5. 辺縁部のがん細胞には二つのライフラインがある

　辺縁部のがん細胞が腫瘍―宿主インターフェイスにある血管からも栄養を受けとっているのではないかということは、距離の近さからみても、容易に推測できるものの、これまでその証明がなかった。筆者らは、腫瘍血流を完全に遮断した状態でも、インターフェイスの血管が腫瘍に物質を拡散する様子を捉えたことで、この血管の機能と、隠れていた役割を明らかにすることができた。この血管こそ、がんを完治させるという最終目標に立ちはだかる大きな壁である。

　腫瘍血流遮断をした後、なぜがんは辺縁部から再発するのかという疑問に対する解答は、腫瘍内部のがん細胞のライフラインは腫瘍血管のみであるのに対し、辺縁部のがん細胞には、腫瘍血管と腫瘍―宿主インターフェイスの血管という2つのライフラインがあるということである。この位置にあるがん細胞が数を増やし、外に向かって浸潤し続けることができるのは、両方のライフラインから必要に応じて十分なエネルギーを獲得できる環境にあるからだ、と筆者は考える。

8.6. 腫瘍―宿主インターフェイスの血管の特徴

8.6.1. 腫瘍血流遮断後の微小血管の微細構造

　コンブレタスタチンで腫瘍血流は遮断されるが、その時、微小血管の構造はどう変化しているのだろうか。電子顕微鏡を用いてその微細構造を調べた。図8-6がその結果の代表例である。Aがトルイジンブルー染色の光学顕微鏡所見であり、Bが電子顕微鏡所見である。両者共に、ローマ数字のⅠは腫瘍内部、Ⅱが腫瘍辺縁部、Ⅲが腫瘍―宿主インターフェイス、Ⅳが腫瘍から200μm以上離れた宿主皮下組織であり、組織間の差が明瞭となっている。

第8章 腫瘍—宿主インターフェイス（腫瘍生育周辺域）の重要性

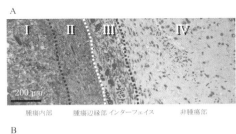

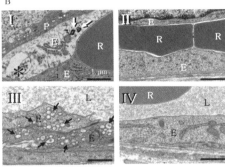

腫瘍は LY80.
A. 光学顕微鏡像.
　白い点線は腫瘍と宿主の境界．この観察では、その境界線から 200 μm 以上離れた腫瘍組織を腫瘍内部（I）、200 μm 以内を腫瘍辺縁部（II）、腫瘍外の 200 μm 以内を腫瘍-宿主インターフェイス（III）、200 μm 以上離れた組織を非腫瘍部（IV）とした．
B. 電子顕微鏡像
　I，II，III，IV は光学顕微鏡像に対応．P, 壁細胞；E, 内皮細胞；R, 赤血球；L, 血管内腔；白矢印，デブリ；矢印，VVO（vesiculo-vacuolar organelle）．スケールは 1 μm．
　コンブレタスタチン処置で腫瘍の血管内腔は消失するが、インターフェイスの血管と非腫瘍部の血管の内腔は消失しないところが注目点．

Hori et al Cancer Sci（2014）より

図 8-6　コンブレタスタチン処置後の微小血管の微細構造（カラー口絵参照）

　I と II に存在する血管は腫瘍血管であるが、いずれも血管内腔が消失している（図8-6B）。腫瘍血流遮断後に多くの腫瘍血管で内腔がなくなり、糸のように細くなることは 7.5.4. で述べたが、これがその微細構造である。腫瘍内部では、特に、内皮細胞（E）の著しい変性が進行している。注目すべきは、インターフェイスと非腫瘍部の血管（III と IV）では内腔は消失せずに残っていることである。両者の血管の血流が、コンブレタスタチンで遮断されないことが、この微細構造からも明らかである。

8.6.2. インターフェイスの血管の透過性

　電顕像で、もう一つ、顕著であり、重要なことは、インターフェイスの血管には多数の VVO（vesiculo-vacuolar organelle）[9] が存在することである（III の矢印）。VVO は血管透過性に関係する細胞内小器官であ

り、ステージの進行した腫瘍血管にも多数認められる。しかし、インターフェイスの血管のVVOは、数と大きさで腫瘍血管のそれを大きく上回っている。インターフェイスの血管が、コンブレタスタチン投与前も後も、透過性が著しく高いことはここまで見てきたとおりであるが、そのことにVVOが働いている可能性は高い。

文献

［1］ Gray LH et al (1953) The concentration of oxygen dissolved in tissues at the time of irradiation as a factor in radiotherapy. Br J Radiol 26: 638–48

［2］ Deschner EE & Gray LH (1959) Influence of oxygen tension on x-ray-induced chromosomal damage in Ehrlich ascites tumor cells irradiated in vitro and in vivo. Radiat Res 11: 115–46

［3］ Vaupel P & Mayer A (2007) Hypoxia in cancer: significance and impact on clinical outcome. Cancer Metastasis Rev 26: 225–39

［4］ Horsman MR & Overgaard J (2016) The impact of hypoxia and its modification of the outcome of radiotherapy. J Radiat Res 57: suppl 1 i90-i98, doi:10.1093/jrr/rrw007

［5］ Hughes VS et al (2018) Tumor oxygenation and cancer therapy -then and now. Br J Radiol doi:10.1259/brj.20170955

［6］ Harada H et al (2012) Cancer cells that survive radiation therapy acquire HIF-1 activity and translocate towards tumour blood vessels. Nat Commun, DOI: 10.1038/ncomms1786

［7］ Yamaura H & Matsuzawa T (1979) Tumor regrowth after irradiation; an experimental approach. Int J Radiat Biol Relat Stud Phys Chem Med 35: 201-19

［8］ Hori K et al (2014) Prevention of cancer recurrence in tumor margins by stopping microcirculation in the tumor and tumor-host interface. Cancer Sci 105: 1196-204

［9］ Dvorak AM & Feng D (2001) The vesiculo-vacuolar organelle (VVO). A new endothelial cell permeability organelle. J Histochem Cytochem. 49: 419-32

第 9 章

治癒をめざして

第 9 章　治癒をめざして

　前章で、がんの再発は腫瘍辺縁部で起こりやすく、それに腫瘍‐宿主インターフェイスの血管が深く関わっていることを示した。そこから導き出されるのは、治療後に生じる再発を防ぐためには、腫瘍血管だけではなくインターフェイスの血管の循環機能も止めなければならないということである。

　筆者の後半の研究は、腫瘍血流遮断からはじまり、それに基づいた治療実験、メカニズムの解明へと続いた。さらに、その延長線上の研究として、放射線療法と腫瘍血流遮断を併用する治療実験も手がけてきた。その中から、腫瘍に放射線を照射した後に血流を遮断すると、がんの再発率が著明に下がるという現象を見出した。

　終章では、放射線で腫瘍が縮小する時に腫瘍とその周辺で何が起きるのかを示し、そこに血流遮断を行うことで惹起されるさらなる変化を見ていこうと思う。その現象分析の中に、腫瘍辺縁部からの再発を防ぐヒントがあるからである。

9.1. 照射後に腫瘍循環は活発化する

　まず、照射によって、腫瘍血管とその循環機能がどう変わるのかを示す。筆者らは、10 Gy 照射をしたあとの、腫瘍血管の構造、血流量、血管透過性、物質移行と排出、および間質液圧についての経時的、経日的変化を計測した [1]。バイアスを避けるために、生体計測は可能な限り、同一腫瘍、同一部位で行った。以下、順に結果を見ていくが、結論を先に述べると、治療に用いられる線量の照射では、すべてのパラメータは、腫瘍循環を活性化する方向に変化するということである。なお、この実験で用いた一回線量 10 Gy は、8.1.1. で、山浦が再発の実験で用いた線量の 2 分の 1 であることをお断りしておきたい。

9.1.1. 腫瘍血管の構造が変わる

　腫瘍血管ネットワークを構成する血管の数は、照射2日後から4日後までに、大きく減少する。腫瘍血管だけではなく、透明窓内に誘導した炎症血管でも同じ現象が見られたので[2]、これは新生血管に共通する変化という可能性がある。残った血管はジグザグ構造がとれ、径が細くなり血流速度が増した。流れが速くなるのは、血管がより直線化したことによる単なる物理現象かもしれないが、それはあたかも正常血管に戻ったかのような変化であった。しかし、9.1.3.で述べるように、物質の移行性や血管透過性が著しく亢進することから判断すると、形態が正常に近づいたように見えても、血管の機能は正常化していない。

9.1.2. 腫瘍血流量が増加する

　LY80腫瘍に電極を留置し、照射したあと同一部位の血流量を経日的に測定すると、腫瘍が縮小するに連れて血流量は増加した。無処置の場合には、逆に、腫瘍サイズの増大と共に血流量は低下していく（図9-1）。他の腫瘍でも一回の照射線量が2 Gyから10 Gyの範囲内では、同じく縮小に伴って腫瘍血流は増量することを確かめている。

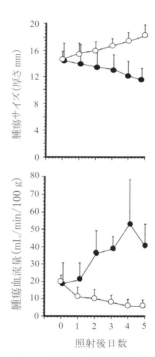

図9-1　照射後の腫瘍血流量変化

腫瘍はLY80, 0日に10 Gyを一回照射. ○, コントロール（n = 6）; ●, 10 Gy照射（n = 5）.
照射後、腫瘍サイズは縮小し、腫瘍血流量は増加する（p < 0.001, 反復測定分散分析）.

Hori K et al. Cancer Sci (2008) より

9.1.3. 血管透過性が亢進する

5.7.で述べたように、腫瘍内には、漏れにくさでは正常血管と同程度の血管がかなりの割合で含まれている。その血管が、照射をすると漏れやすい血管に変化する［3］。

図9-2は、透明窓内で増殖する微小腫瘍に10Gyの放射線照射をし、その72時間後にFITCミセルを静脈内投与した例である。微小増殖巣の腫瘍血管は大部分Ⅱ期の血管であり、高分子ミセルがほとんど漏れないことは、第5章で説明したとおりである。ところがその血管に照射し、

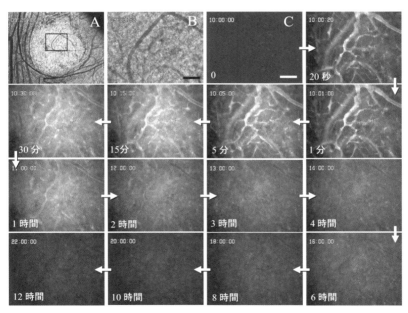

図 9-2 照射によりミセルは腫瘍血管から多量に漏出するが停留しない
A. 透明窓内で増殖する微小腫瘍 (LY80). 72時間前に10 Gy照射を行っている. 黒枠が蛍光観察 (C) の領域.
B. Aの黒枠の強拡大. スケールは100 μm.
C. FITC高分子ミセルを静脈内投与したあと、12時間の経過を見たもの. スケールは100 μm.
15分後には多量のミセルが腫瘍組織に漏れ出ているが、組織に蓄積されず、12時間後までには大部分がウオッシュアウトされている。照射による腫瘍循環の活発化を示すものである.

Hori K et al. J Pharm Sci (2010) にデータを追加

72時間経過すると、透過性は著しく亢進していた。巨大分子であるにも関わらず、漏れの速度は分単位のレベルに加速されている。この例では組織内濃度が最大値に達したのは投与約15分後という速さであった。

しかし、コンブレタスタチン処置の場合とは異なり、漏れ出た高分子はその血管周辺の腫瘍組織に蓄積せず、組織から抜けていった。これは照射により腫瘍循環が活発となり、物質の排出が促進されたことを示す所見である。

そして、このことは、透過性が増した血管から高分子が漏れ、そこに留まることができるのは、循環状態がきわめて悪化している部位に限るということをさらに裏付けている。

9.1.4. 物質移行と排出は促進される

照射後の物質の移行とウオッシュアウトの定量は、FITCで蛍光ラベルをした分子量4,000のデキストランを用いて行った。図9-3は、10 Gy照射後に起こる同一部位でのFITCデキストランの組織移行と排出の変化の様子であり、図9-4は、照射前と照射4日後のクリアランスカーブを示す。この例の場合には、照射4日後に移行量を示す蛍光強度、そしてウオッシュアウトの速度がピークに達した。蛍光強度が最大値に達するまでの時間と、物質が組織から抜けていく半減期とが、照射前の約半分に短縮している。つまり、物質はより速く組織に到達し、排出もまた速くなったということである。

第9章 治癒をめざして

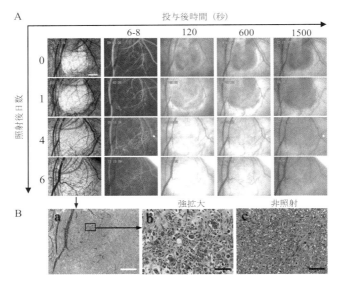

図 9-3 照射後に物質の組織移行性は亢進する（カラー口絵参照）

腫瘍は LY80．蛍光物質は FITC デキストラン（分子量 4,000）
A. 照射前は，腫瘍よりもインターフェイスの方が物質の移行性は高い．しかし，照射後 4 日以後になると，腫瘍内での移行性はインターフェイスと差がなくなってくる．
B. 照射後 6 日目の透明窓内の腫瘍組織の組織像（a）．a の四角内の拡大像が b．c は非照射コントロール．照射で組織の変性が著しく進行している．スケールは a が 500 μm，b と c が 50 μm．

Hori K et al. Cancer Sci（2008）より

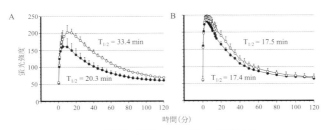

図 9-4 照射後の物質のクリアランスは亢進する

図 9-3 を定量化したもの．腫瘍は LY80，蛍光色素は FITC-デキストラン（分子量は 4,000）を使用．
A，照射前；B，照射 4 日後．〇，腫瘍-宿主インターフェイス；●，腫瘍．
照射前は，腫瘍よりもインターフェイスの方が移行性が高いが，照射 4 日後になると，腫瘍とインターフェイスの移行性はほとんど同じになってきている．両者共にウオッシュアウトは速くなっているが，腫瘍で特に著しいことが注目点．

Hori K et al. Cancer Sci（2008）より

9.1.5. 腫瘍間質液圧は低下する

放射線で腫瘍血管の透過性が亢進することを9.1.3.で示した。透過性の亢進は組織への水の移行を伴うため、間質液圧は上昇する可能性があると考えた。しかし、実際に測定してみると、10 Gy照射で間質液圧は有意に低下する（図9-5）。これは水成分の排出が促進されたことと関係しており、そのことが腫瘍縮小の主要原因でもある。おそらく腫瘍内では間質液圧が下がることで、腫瘍を圧迫していた力がとれて循環が改善し、さらに間質液圧が低下していくというポジティブフィードバックが働いていると思われる。

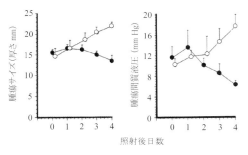

腫瘍はLY80, 0日に10 Gyを一回照射．
○，コントロール（n = 5）；●，10 Gy照射（n = 4）．
照射後、腫瘍サイズは縮小し、腫瘍間質液圧も低下する。

Hori K et al. Cancer Sci (2008) より

図 9-5　照射後の腫瘍間質液圧

9.2. 放射線照射後の血流遮断で辺縁部からの腫瘍再発は抑制される

照射後の腫瘍循環機能の改善は、照射に耐えたがん細胞に栄養や酸素を運び、代謝産物をスムーズに排泄することに働く。つまりがん細胞の再増殖に都合のよい環境が整うことを意味する。そこで、筆者は、照射後に増量する腫瘍血流を遮断すれば、再発しようとするがん細胞に大きな一撃を与えることができるのではないかと考えた。以下はこの作業仮説のもとに行った治療実験の結果である [4]。

第 9 章　治癒をめざして

9.2.1. 照射後腫瘍血流遮断の治療効果

　腫瘍にはLY80を用いた。この細胞で行った照射後血流遮断の治療効果を図9-6、9-7、9-8に示す。図9-6は10 Gy一回照射の 2 時間後に、10 mg/kgのコンブレタスタチンで腫瘍血流を遮断している。著明な効果を示しているが、治療 2 週間後にゆっくりとした再増殖がはじまり、最終的には 6 匹中 6 匹にリンパ節転移が生じ、治癒には至らなかった。

　図9-7は 5 Gy 一回照射の48時間後に10 mg/kgのコンブレタスタチンで腫瘍血流遮断をした場合と、治療の順序を逆にした場合の効果である。照射48時間後の腫瘍血流遮断では、6 匹中 3 匹のラットが、治療終了50日後においても、再増殖も転移も生じることなく生き残った。一方、先に腫瘍血流遮断を行った場合には全く効果が認められなかった。

　この実験は図9-6の実験と比べて照射線量は半分であるが、治療効果は上回っている。異なるところは照射48時間後に腫瘍血流を遮断したことである。照射後48時間というのは、9.1.で示したとおり、腫瘍微小循環が活発化し始める時間である。このことは、治療の順序と共にタイミングが非常に重要であることを示している。

　そして、腫瘍循環の活発化がピークに近づく照射72時間後に、血流遮断を行なった結果が図9-8である。LY80移植後、10日目に第一回目の治療、その72時間後に第二回目の治療を行っている。移植22日までの腫瘍の推移をみ

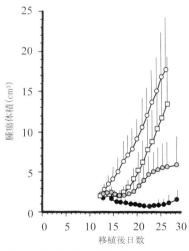

図 9-6　照射後腫瘍血流遮断の治療効果（1）

腫瘍はLY80. ○, 無処置（n = 6）；□, 10 mg/kg コンブレタスタチン一回投与（n = 6）；◐, 10 Gy 照射（n = 6）；●, 照射後腫瘍血流遮断（n = 6）. 照射と血流遮断の間隔は 2 時間.

Hori K et al. Cancer Sci（2008）より

第Ⅱ部　がんの兵糧攻め

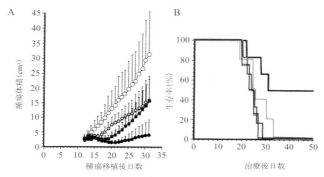

図9-7　照射後腫瘍血流遮断の治療効果（2）

A. 腫瘍増殖への効果．腫瘍はLY80．コンブレタスタチンは10 mg/kg，放射線量は5 Gy．照射と血流遮断の間隔は48時間．○, 0.9% NaCl (n = 4); ◐, 照射 (n = 5); ■, 血流遮断後照射 (n = 6); ●, 照射後血流遮断 (n = 6). ■と●（$p < 0.0001$）.
B. 生残効果
黒太線, 照射後血流遮断；黒細線, 0.9% NaCl; 灰太線, 血流遮断後照射；灰細線, 5 Gy.
照射後血流遮断で6匹中3匹が生き残った．

Hori K et al. Cancer Sci（2008）より

ると、5 Gy照射72時間後に血流を遮断した群でのみ腫瘍が退縮している（図9-8A-d）。摘出した腫瘍の写真からわかるように、照射後血流遮断の群でのみ、腫瘍は肉眼的にも明らかな凝固壊死を起している（図9-8B-d）。

データは、腫瘍循環が最も活発化した時点で腫瘍血流を遮断すれば、効果が上がることを示している。そして、この効果に腫瘍一宿主インターフェイスに生じる浮腫が関係していることを次項で説明する。

一方、図9-9Aに示すように、5 Gy照射をした後、3 mg/kgのコンブレタスタチンを使用した場合には、腫瘍は全例再発を起した。3 mg/kgでは血流遮断は十分ではなく（図9-9B）、この結果からも、腫瘍の循環機能は完全に喪失させないと治癒には結びつかないことがわかる。

第9章　治癒をめざして

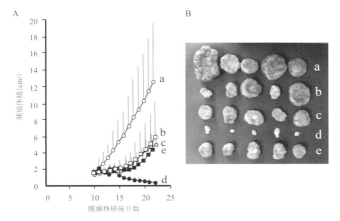

図 9-8　照射後腫瘍血流遮断の治療効果（3）（カラー口絵参照）

A. 腫瘍の増殖曲線（LY80）．○（a），コントロール（n = 5）；□（b），10 mg/kg コンブレタスタチン単独投与（n = 5）；◉（c），5Gy 照射（n = 5）；● （d），照射 72 時間後にコンブレタスタチン投与（n = 5）；■（e），コンブレタスタチン投与 72 時間後に照射（n = 5）．
B. 移植後 22 日（最初の治療から 12 日後）に摘出した腫瘍．小文字の a 〜 e は A の a 〜 e に対応．照射後腫瘍血流遮断群のみ腫瘍が退縮．

Hori K et al. Cancer Sci（2014）より

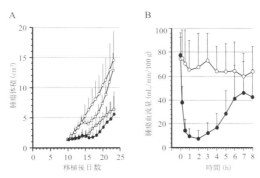

図 9-9　血流遮断が不十分な場合の再増殖

A. 腫瘍（LY80）増殖曲線
　○，コントロール（n = 5）；□，コンブレタスタチン（3mg/kg）単独（n = 5）；◉，5 Gy 照射（n = 5）；●，5Gy 照射 72 時間後 3 mg/kg コンブレタスタチン（n = 5）．
B. 腫瘍血流量の変化
　○，コントロール（n = 8）；●，3 mg/kg コンブレタスタチン（n = 10）．
　3 mg/kg コンブレタスタチンでは，腫瘍血流の遮断は可逆的であり，腫瘍は再増殖する．

Hori K et al. Cancer Sci（2014）より

9.2.2. 組織像で見る再増殖抑制効果

さらに、同じ手順の実験で、腫瘍辺縁部で再増殖した組織の量を計測した。血流遮断後の照射では腫瘍辺縁部からの再発が認められるが（図9-10A）、順序を逆にして照射後に血流遮断を行った場合には、内部はもとより、辺縁部にもがん細胞がほとんど残っていない（図9-10B）。全腫瘍に占める再増殖の比率は、Aの22.4％に対しBは1.8％であり（図9-10C）、照射後腫瘍血流遮断の効果が非常に強力であることがわかる。

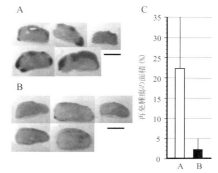

図9-10　照射と血流遮断併用の効果（カラー口絵参照）

A. 10 mg/kg コンブレタスタチンで腫瘍血流を遮断し、72時間後5Gy照射．黒色の部分が再発腫瘍．スケールは1cm.
B. 5Gy照射72時間後に 10 mg/kg コンブレタスタチンで腫瘍血流遮断．スケールは1cm.
C. 最大割面に占める再発腫瘍の割合（画像解析による）．A vs B, $p < 0.0068$.

Hori K et al. Cancer Sci（2014）より

9.3. 照射後血流遮断で腫瘍辺縁の微小循環はどう変化するか

9.3.1. 腫瘍―宿主インターフェイスに浮腫が起こる

図9-11は、LY80腫瘍と浮腫の重量を計測し、全重量に占める浮腫の割合の推移を求めた結果である。Aは腫瘍血流遮断72時間後に5 Gy照射をした場合、Bは順序が逆の場合である。前者では、もともとあった浮腫が軽減する傾向を示したのに対し、後者では、血流遮断24時間後に、腫瘍のまわりに強い浮腫が生じている。浮腫が完全にとれたのは72時間後である。

図9-12は同じ処置の腫瘍の変化をMRIで捉えたものである。Aは腫瘍

第 9 章　治癒をめざして

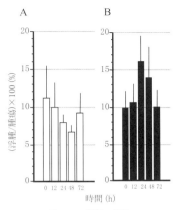

図 9-11　浮腫の推移

A. 10 mg/kg コンブレタスタチン投与 72 時間後に 5 Gy 照射．48 時間後では有意差はないが（p = 0.0819）、浮腫は減少傾向．
B. 5Gy 照射 72 時間後に 10 mg/kg コンブレタスタチン投与．24 時間後に浮腫は有意に増大（p = 0.0250）
A と B の各時間の棒はいずれも n = 5 の平均値．

Hori K et al. Cancer Sci（2014）より

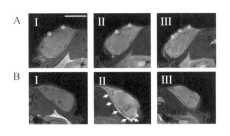

図 9-12　腫瘍―宿主インターフェイスの浮腫の MRI 画像

A. 10 mg/kg コンブレタスタチン投与 72 時間後 5 Gy 照射
　Ⅰ，照射前；Ⅱ，5 Gy 照射 24 時間後；Ⅲ，72 時間後；*，再増殖巣．
B. 5 Gy 照射 72 時間後 10 mg/kg コンブレタスタチン投与．
　Ⅰ，照射前；Ⅱ，5 Gy 照射 24 時間後；Ⅲ，72 時間後．矢印で示した白い部分が浮腫．
A,B 共に最大割面．スケールは 1.0 cm．
72 時間後に浮腫が消失し、腫瘍はやや小さくなっている．

Hori et al Cancer Sci（2014）より

血流遮断 72 時間後に 5 Gy 照射した場合、B は順序を逆にした場合である。両者共に、経日的に、同一腫瘍の最大割面を MRI でスライスしている。前者では、腫瘍周辺に水は溜まらず、辺縁部に残っていた腫瘍が再増殖を開始している。一方、後者では、24 時間後に腫瘍周辺に多量の水が貯留している。72 時間後には浮腫がとれ、腫瘍はやや小さくなってきている。この所見は浮腫を定量した結果と一致している。

　浮腫の中にあるタンパク質はアルブミンが主体であり、電気泳動で 72 kD 付近に濃いバンドが認められる（図 9-13A）。特に、照射後腫瘍血流遮断群のインターフェイスが最も顕著である（図 9-13B）。インターフェイスの血管は透過性が高く、アルブミンは水を伴うので、そこに浮腫が生じたと考えられる。

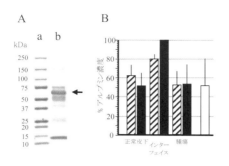

A. a, 分子量マーカー；b, 5 Gy 照射 72 時間後に腫瘍血流遮断から得たサンプル. 分子量 70000 付近に強いバンドを検出（矢印）. これがアルブミンであることを抗アルブミン抗体で確かめている
B. 皮下, インターフェイス, 腫瘍におけるアルブミン濃度の定量. ▨, 10 mg/kg コンブレタスタチン投与 72 時間後 5 Gy 照射；■, 5 Gy 照射 72 時間後 10 mg/kg コンブレタスタチン投与. 照射後腫瘍血流遮断におけるインターフェイスのアルブミン濃度が, 他のどの部位よりも有意に高い（p < 0.001）.

Hori et al Cancer Sci (2014) より

図 9-13　アルブミンの定量

9.3.2. 辺縁部のがん細胞と循環機能のある血管との距離が拡大する

インターフェイスに生じた浮腫が、その場の血管を強く圧迫し、血流を遮断する（図 9-14A）。低分子の蛍光色素（フルオレスチンなど）を静脈内投与した場合、もしインターフェイスの血管が機能していれば、色素は拡散で壊死巣に到達し、わずかながらも蛍光色素の白を感知できる。しかし、この例では 15 分経過後も視野は黒の背景のままであり、蛍光色素はまったく到達していない（図 9-14B）。それはインターフェイスの循環が完全に破綻したことを示している。

図 9-14C は、5 Gy 照射の 72 時間後に血流遮断を行った実験で、血管と腫瘍辺縁部との間の距離を計測したものである。距離の平均は処置前には 100 μm の範囲にあるが、処置後には平均値が 600 μm を超えている。8.4. で 400 μm が限界距離であり、これを超えると拡散で低分子がほとんど届かなくなることを示したが、インターフェイスに生じた浮腫は、腫瘍辺縁部から循環機能のある血管までの距離をさらに遠ざけている。これにより、辺縁部も栄養遮断の状態に陥るのである。

第 9 章　治癒をめざして

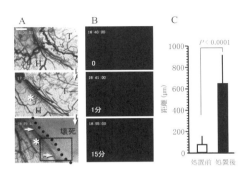

A. 同一腫瘍の同一部位の透過光による生体観察所見．上段，5Gy 照射 1 時間前；中段，照射 72 時間後で，コンブレタスタチン静脈内投与の直前；下段，コンブレタスタチン投与から 25 時間後．T，腫瘍；H，宿主；＊，インターフェイス．下段の白矢印，循環機能を喪失したインターフェイスの血管．
B. 落射蛍光顕微鏡による観察所見．観察視野は A の下段の黒枠内．蛍光色素（フルオレスチン）を静脈内投与したが，15 分経過後もこの領域には色素は到達してない．
C. 腫瘍辺縁部から循環機能のある血管までの距離．処置前は，辺縁部から 100 μm 以内に循環する血管が存在するが，処置後には，600 μm 以内にはほとんど血管が存在しなくなる．

Hori et al Cancer Sci (2014)

図 9-14　浮腫が腫瘍辺縁部と機能血管との距離をさらに遠ざける（カラー口絵参照）

9.4. 栄養の二重支配を両方断つことが治癒への道

　照射後腫瘍血流遮断のまとめを図 9-15 に示す．腫瘍内部のがん細胞は腫瘍血管だけで栄養を得ている．他方，腫瘍辺縁部は腫瘍血流とインターフェイスの血流の両方から栄養を供給されている（a）．コンブレタスタチンは腫瘍血流を遮断し、腫瘍内部を完全に壊死にする（b）．しかし、辺縁部はインターフェイス血管からのライフラインがあるため、ダメージを受けながらも一部は生き残る（c）．そこに照射をすると、腫瘍にさらなるダメージを与えるが、がん細胞のすべてを消滅させることはできない．そして、生き残った一部のがん細胞が再発する（d）．実験の結果からそのように考察することができる．

　一方、先に照射を行うと、がん細胞は全体的にダメージを受けるが、9.1. で述べたように、腫瘍循環は改善する（f）．そこにコンブレタスタチンを投与すると、腫瘍内部のみではなく、辺縁部も変性する．それはインターフェイスに生じた浮腫がその場の血管を圧迫することによる．こうして腫瘍に通じる全ての道はシャットアウトされる（g）．腫瘍に栄養

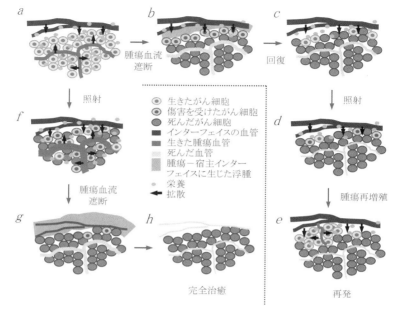

図 9-15 照射後腫瘍血流遮断の効果のまとめ（カラー口絵参照）
説明本文.
堀 勝義. 作図

を供給している2つの血管の両方が機能を喪失するため、腫瘍は完全に栄養を断たれ、増殖能力を失う（h）。これが、照射後腫瘍血流遮断によるがん治癒のプロセスと、筆者は考える。

　腫瘍循環が活発になったタイミングでの腫瘍血流遮断は、特に効果的であり、放射線療法に応用できる可能性は高い。この方法は局所療法であり、全身の転移巣まで含めた治療をめざす必要がある。完成にまでは至っていないが、がんを兵糧攻めで攻略するには、二つのライフラインを完全に断ち切る必要があるという治療の原理を示すことができたのは大きな成果だったと思う。全身の腫瘍一宿主インターフェイスに選択的浮腫を起こすために、インターフェイスの血管の高い透過性を利用できるのではないだろうか。

また、腫瘍循環が最も活発になったタイミングで血流遮断を行うと、最も高い効果が得られることをこの章で示してきたが、そうならば、夜間に腫瘍血流遮断をすれば、インターフェイスにより強力な浮腫を起すことができ、兵糧攻めがさらに効果的になるのではないか。さらに、腫瘍血流遮断後に辺縁部に残る少数のがん細胞は、免疫療法の格好のターゲットではないか。やり残した研究ではあるが、さらなる効果増強が期待できると考えている。

文献

[1] Hori K et al (2008) Tumor blood flow interruption after radiotherapy strongly inhibits tumor regrowth. Cancer Sci 99: 1485-91
[2] Hori K et al (2004) Effect of irradiation on neovascularization in rat skinfold chambers: implications for clinical trials of low-dose radiotherapy for wet-type age-related macular degeneration. Int J Radiat Oncol Biol Phys 60: 1564-71
[3] Hori K et al (2010) The combretastatin derivative (Cderiv), a vascular disrupting agent, enables polymeric nanomicelles to accumulate in microtumors. J Pharm Sci 99: 2914-25
[4] Hori K et al (2014) Prevention of cancer recurrence in tumor margins by stopping microcirculation in the tumor and tumor-host interface. Cancer Sci 105: 1196-204

おわりに

　この本には「がんの治療を阻む生体のしくみ」という書名をつけた。筆者は「がんはこのような理由で治療を拒絶する」ということを示すのが目的で研究を行ってきたのではなく、がんの治療成績を向上させることを目指して研究を進めてきた。そして、40年の研究生活の中で二度も、臨床試験にまで到達した研究の基礎を築くという幸運に恵まれた。腫瘍循環の特性の解明に肉薄し、もう少しでがんの医療に貢献できるのではないかと考えたこともあった。

　しかし、がんはそんなに生やさしいものではなかった。喜びもつかの間、治癒にまで届かず、はね返される。そのようなことを何度も繰り返し、経験しているうちに、生体側には免疫とは別に、治療をも拒絶する強い防御の壁があるのではないかと考えるようになった。それがこの本を書いた動機のひとつである。

　本書で行った固形腫瘍についての数々の分析結果を考え合せると、がん制圧の道はまだまだ遠い。いや、そもそもがんは制圧を目標にできるものなのだろうか。そんな疑問が頭をよぎる。しかし、筆者は、後半の20年に全精力を注いだ「がんの兵糧攻め」にまだ希望を持っている。兵糧攻めは、がんの治療に戦術がひとつ加わったという程度のものではなく、もっと大きな戦略的な意味がある。標的をがん細胞に向けた薬物療法に立ちはだかる難問、がんの個性の問題、薬剤感受性の問題、そしてドラッグデリバリーの問題との直接対決を避けることができるからである。筆者の経験では、動物実験のレベルではあるが、体重減少を伴わずに、つまり副作用が軽度で、これほどがんを壊滅できる全身療法の手段はほかにはなかった。さらに研究を進め、治療を阻む障壁をひとつひとつとり除いていく必要があると考える。そこで、今後、このような研究に着手する人のために、筆者らが行った腫瘍血流遮断による兵糧攻めの

研究結果と注意点を第7章から第9章にまとめ、論点の整理をしておくことにした。

　この本は、筆者が退職の半年前まで実験を行ない、現場で考えてきた研究を総括し、それががんの医療にどのような意味と価値を持ち、そこから何を主張できるかを記したものである。

　最後に、若い頃、五里霧中の状態にあった筆者を指導し研究の道筋をつけてくれた先生である東北大学の故佐藤春郎名誉教授、鈴木磨郎名誉教授、阿部郁夫元助教授、山浦玄嗣元助教授に、共同研究者の川口隆憲博士、窪田和雄博士、齋藤祥子博士、秋田博敏博士、及川弘子元技官に、長年にわたる支援と共にがんについて様々な議論を交わし、その中からいくつかのアイデアを提供してくれた医師の郷内俊克氏に、TU-Donryuラットの保存に尽力してくれた東北大学加齢医学研究所動物実験施設の井上吉浩博士に、見返りを求めることなく筆者の研究を支援してくれた宏輝株式会社の吉田博氏と加藤恭昭氏に、そして、昇圧化学療法の臨床の開拓者であり、がん化学療法に長い経験を持つ東北大学元助教授の佐藤春彦博士に原稿を通読していただき、多くの貴重なコメントをいただいたことに、心より感謝を申し上げたい。

索　引

あ行

悪性黒色腫（メラノーマ） …………………… 61
アンジオテンシンⅡ ………… 24-28, 92-93, 95-101
　　　　　　　　　　　　　110-111, 126-127, 164-165
アルファ平滑筋型アクチン（α-SMA） ……… 33
EPR効果 ………………………………………… 134
ウオッシュアウト ………………… 126, 128, 129, 132
壊死巣 …………………………………………… 131
LD50 …………………………………………… 173
FITC デキストラン ………………… 112-113, 198-199
FITC アルブミン ………………………… 131-132, 134
FITC ミセル ………………………… 119-121, 133, 197
FITC ネオカルジノスタチン ………………… 98-99
エピネフリン ………………… 27, 92, 95-97, 171-172
延命効果 ………………………………………… 28,158
オートレギュレーション ……………………… 24
温熱療法（ハイパーサーミア） ………… 129-130

か行

階層構造 …………………………………… 45, 64, 65
拡散 …………………………………… 83, 99, 188-189
拡散効率 …………………………………………… 99
拡散距離 ………………………………………… 189
拡散チャンバー ……………………………… 88-89
角膜 ………………………………………………… 40
カメラルシダ …………………………………… 42
間隙 ………………………………………………… 34-35
がん細胞の血中出現 ……………………… 52, 62
がん細胞による血管壁構成 ………………… 61-62
間質液圧 ……………………………………… 88-90, 91
間質液流 ………………………………………… 128
嵌入 ………………………………………………… 63
灌流 ………………………………………………… 17
既存の血管の変形 ……………………………… 49
基底膜 ……………………………………………… 34-35, 70
巨大化毛細血管 ……………………………… 50, 52
血管
　―新生 ……………………… 35-39, 49, 52-55
　―抵抗増強部位 ………………… 95-96, 163-164
　―透過性 ……………… 35, 51, 118-122, 191, 197-198
　―透過性因子（VPF） ……………………… 39, 121
　―内腔 ………………………………… 166-167, 191
　―内皮刺激因子（VEGF） ……………… 39, 54-55, 175
　―内皮刺激因子レセプター ……… 39, 54-55, 175
　―パターン ……………………………… 43-45
　―平滑筋細胞 ……………………………… 33, 94
血管内皮細胞接合部 ………………………… 34-35
血行性転移 ……………………………………… 62, 157
血中半減期 ……………………………………… 111-112
血流量
　局所血流量 ………………………………… 15-16
　全血流量 ………………………………… 14-15, 18
　相対血流量 ………………………………… 15-16
　絶対血流量 …………………………………… 16
　ケミカルファクター ……………………… 37, 38
抗がん剤
　マイトマイシン C ……………………… 27-28, 159-160
　ドキソルビシン（アドリアマイシン） ……………
　　　　　　　　　　　103, 111-112, 159-162,173
　ダウノルビシン ……………………… 111, 112
　ビンクリスチン ……………… 143-144, 172-173
　ビンブラスチン ……………………… 143, 144
　パクリタキセル ……………………… 143, 144
　ドセタキセル ………………………… 143, 144
　エトポシド …………………………………… 143
　テニポシド …………………………………… 143
交差 ……………………………………………… 71, 72
後毛細血管静脈 ……………………………… 41, 47
コウモリの翼 …………………………………… 44
コルヒチン ……………………………… 143-145
コンブレタスタチン ……………… 127, 132-134
　　　　　　　　　144-178, 186-192, 201-207
ゴンペルツ関数 ………………………………… 18

さ行

細孔理論 ……………………………………… 82-84, 99
最小有効濃度 ………………………………… 116-118
最大耐量 ……………………………………… 172, 173
再発 …………………………………………… 183-186

再発抑制 ……………………………………… 204
佐藤肺癌 ……………… 21, 59-60, 67, 103, 146-147
　　　　　　　　　　　　150, 153-154, 159-161
酸素効果 ……………………………………… 183-184
サンドイッチ式透明窓 ……………………… 45-46
自家原発腫瘍 ……………… 25-26, 147-148, 155-157
時間化学療法 ………………………………… 103-104
島型 …………………………………………………… 6
集合細静脈 ……………………………………… 44, 68
終末細動脈 ………………………………… 44, 66-68, 94
自由細胞 …………………………………………… 6
受動血管 ………………………………………… 34, 97
腫瘍
　―壊死 ……………………… 155-156, 169-170, 171
　―間質液圧 ………………… 87-89, 90-91, 169
　―コード ………………………………………… 51
　―縮小効果 ………………………… 159-163, 178
　―宿主インターフェイス ……… 121, 185-192,
　　　　　　　　　　　　　　　　　204-209
　―循環単位 …………………………… 68-70, 86
　―循環単位の拡大 …………………… 68-70, 86
　―循環単位の合体 ……………………… 69-70
　―循環単位の一体化 ……………………… 69
　―増殖の日内変動 ………………… 101-102
　―退縮 ……………………………………… 162
　―辺縁部 ……………… 70, 167-170, 186-187,
　　　　　　　　　　　190, 204-205, 206-207
腫瘍血管
　―構造 ………………………………… 33-34, 196
　―圧 ……………………………………… 84-86
　―圧分布 ………………………………… 90-91
　―化 ……………………………………… 48, 62
　―内外圧差 ……………………………… 90-91, 100
　―内皮接合部 ……………………………… 34, 82
　―密度 …………………………………… 48-51
　―面積 …………………………………… 90, 99
　―新生 …………………………………… 52-55
　―新生因子（TAF） ………………………… 52
　―新生のプロセス …………………………… 54
　―ステージ分類 ………………………… 48-51
　―ネットワーク ………………… 60, 61, 62-63
　―ネットワークの拡大 …………… 60, 68-70
　―ノーマライズ ……………………………… 129

腫瘍血流
　―支配血管 ………… 68, 69, 97, 167-168, 169-170
　―支配血管の圧力上昇 ……………… 86-87
　―遮断 ……………… 141-151, 175-176, 185, 195
　―遮断のメカニズム …………… 163, 169-171
　―不均一性 …………………………………… 17-19
　―低下領域 ………………………………… 91, 103
　―停止領域 …………………………… 23, 91, 103
　―再開通 ……………………………………… 22-23
　―増量 ……………………………………… 24-26
　―増量のメカニズム ……………………… 96-97
　―日内変動 ……………………… 23, 101-104
　―量 ……………………………………… 13-17, 196
昇圧化学療法 ………………………………… 27-28
照射後腫瘍血流遮断 ……………… 200, 201-208
静脈説 ……………………………………………… 40-41
上皮成長因子受容体（EGFR） ……………… 9
初期増殖巣 ………………………… 57-58, 132-133
シンプルネットワークパターン ………… 44, 65
真性毛細血管 ……………………… 33, 47, 49,
　　　　　　　　　　　　　66, 95-96, 166
水素クリアランス法 ………………… 15-16, 126
スプリット ……………………………………… 72
正常組織血流量 ………………… 24-25, 151-152
接触時間 ……………………………… 116-118
ZD6126 ………………………………… 143, 145
前駆細胞 ………………………………………… 62
漸減増殖 ……………………………… 18-19, 31-32
組織内移行 …………………………… 110-116, 198-199
組織内濃度半減期 …………………………… 116
組織と血管間の距離 ………………… 59, 206
ソディウムニトロプルシド ……… 126, 127, 141

た行

退縮 ……………………………………… 72-73
対流 ……………………………………………… 188
タキサン ……………………………………… 144
脱重合阻害 …………………………………… 143
ダブリングタイム ……………………………… 69
タリウム ………………………………… 152-153
蓄積毒性 ……………………………… 172-173
治療効果判定基準 ……………………… 163, 178
直列回路 ………………………………………… 94

索引

直並列回路 …………………………………… 94-95, 96
中心通路型血管パターン ……………………… 43-44
チューブリン ……………………………………… 143
チューブリン重合阻害 ………… 143-144, 172, 174
腸間膜での生体観察 …………………………… 57-58
直接反応 ………………………………… 93, 164-165
低酸素細胞 …………………………………… 183-184
低酸素誘導因子（HIF-1）………………………… 183
デオキシグルコース ………………………… 152-153
転移初期像 ……………………………………… 57-58
投与法
　ワンショット ……………………………… 114-117
　点滴 ………………………………………… 114-117
　分割投与 …………………………………… 172-173
　ip-ip システム ……………………………… 7-8, 112
　ip-iv システム ……………………………… 7-8, 112
　反復投与 …………………………………… 173, 174
洞型血管パターン ………………………………… 45
糖代謝 ………………………………………… 152-153
トーマの法則 ……………………………………… 36
動脈説 ………………………………………… 42-43, 63
透明窓 …………………………………………… 45-46
ドパミン …………………………………………… 26
ドラッグデリバリー ……………… 15, 20, 27-28,
　　　　　　　　　　　　　　　　83-84, 125, 126
ドレイン ……………………………………… 60, 67-68

な行

内皮細胞 ……………………………………… 60-63, 191
ニードル型圧力計 …………………………… 85-86, 95
熱電対法 …………………………………………… 15, 16
濃度勾配 ……………………………………………… 83

は行

バイアブルリム ……………………………… 185-186
ハイパーバスキュラー …………………………… 20
ハイポバスキュラー ……………………………… 20
ハーゲン・ポアズイユの法則 …………………… 81
発芽 ………………………………………… 54, 59, 71-72
ハムスター頬袋 ……………………… 41, 42, 44, 45
ヒートパイプ …………………………………… 130
皮下組織 …………………………………… 46, 47, 65

兵糧攻め ……………………………… 128, 137, 141, 146
ヒト食道癌 TE8 ………………………………… 147
微小血管圧 …………………………………… 84-86
微小循環単位 ………………………………… 44, 45
微小増殖巣 ………………………………………… 150
フィブリン血栓 …………………………… 168-171
浮腫 …………………………………………… 204-209
VVO ………………………………………… 35, 191-192
フォークマンの仮説 ………………………… 53-55, 59
　―血管新生モデル ………………………… 53-54
フルオレセイン ………… 110-111, 114-116, 128, 188
分岐形成法 …………………………………… 71-72
分子標的薬 ………………………………………… 9, 114
　ゲフィチニブ ………………………………… 9, 114
　トラスツズマブ ……………………………… 9, 114
　ベバシズマブ（アバスチン）……… 55, 114, 129
並列回路 ……………………………………… 94-95
壁細胞 ………………………………… 33, 34, 50, 166
ホートンの階層分類法 ………………… 64-66, 95
放射線療法 ………………………………… 183, 195, 208
ポドフィロトキシン …………………… 142-143, 145

ま行

マイクロウェーブ ……………………………… 130
膜通過の理論 …………………………………… 82-83
マンシェット型圧力計 …………………… 85, 89, 90
水攻め化学療法 ……………………… 125-127, 128
メカニカルディステンション ……………… 84, 100
メカニカルファクター …………………… 36-37
メトキサミン …………………… 27, 92, 95-97, 171-172
盲端管 …………………………………………… 54, 59

や行

薬剤感受性 …………………………………………… 6-9
薬剤感受性スペクトラム ………………………… 7
有窓構造 ……………………………………… 34-35
優先血行路 ………………………………………… 43
溶血 …………………………………………… 168-170
溶質流 ……………………………………………… 82, 83
容積流 ……………………………………………… 82
吉田肉腫 …………………………………………… 5

LY80（吉田肉腫変異系）……………………
　　　　19, 111, 113, 115,116, 120, 121, 131, 133-
　　　　134, 146-147, 149, 156, 157, 158,166, 172,
　　　　186, 187, 188, 191,199, 200, 201-205
吉田腹水肝癌 ………………………………… 5-7
　　AH66F ……………………………… 57-58
　　AH109A ………………… 6, 20-21, 24-25, 33, 40, 42
　　　　　　　　48, 59, 88-89,147, 183-184
　　AH136B ………………………………… 6
　　AH272 ……………………………… 27, 67, 88-89

ら行

ライフライン ……………………… 183-185, 190
ラット
　　ウイスター ………………………………… 162
　　ドンリュウ ………………… 6, 7, 147, 148, 162
　　フィッシャー F344 …………………… 147-148
リモデリング ……………………………… 35, 70-71
リンパ節転移巣 …………………… 149-150, 157
濾過圧 ………………………………………… 90

＜著者略歴＞

堀　勝義（ほり・かつよし）

1951年	和歌山県生まれ
1975年	明治薬科大学卒業
1977年	東北大学大学院薬学研究科前期課程修了
1981年	東北大学大学院医学研究科修了．博士（医学）
1981年	東北大学抗酸菌病研究所肺癌部門助手
1989年	同上　　助教授
1993－2014年	東北大学加齢医学研究所助教授、准教授
2014年	退職

大学院から退職までの約40年間、現場一筋、一貫して腫瘍循環特性の解析とそれに基づいたがん治療の基礎研究に従事。原著論文を多数執筆。

がんの治療を阻む生体のしくみ
In vivo mechanisms obstructing cancer therapies

©Katsuyoshi HORI, 2019

2019年2月21日　初版第1刷発行

著　者　　堀 勝義
発行者　　久道 茂
発行所　　東北大学出版会
　　　　　〒980-8577　仙台市青葉区片平2-1-1
　　　　　TEL：022-214-2777　FAX：022-214-2778
　　　　　https://www.tups.jp　E-mail：info@tups.jp
印　刷　　社会福祉法人　共生福祉会
　　　　　萩の郷福祉工場
　　　　　〒982-0804　仙台市太白区鈎取御堂平38
　　　　　TEL：022-244-0117　FAX：022-244-7104

ISBN978-4-86163-318-8　C3047
定価はカバーに表示してあります。
乱丁、落丁はおとりかえします。

JCOPY　＜出版者著作権管理機構　委託出版物＞

本書の無断複製は著作権法上での例外を除き禁じられています。複製される場合は、そのつど事前に、出版者著作権管理機構（電話03-3513-6969、FAX 03-3513-6979、e-mail: info@jcopy.or.jp）の許諾を得てください。